知的生きかた文庫

聴くだけで
「残り97%の脳」が目覚める法

山岡尚樹

三笠書房

はじめに

眠ったままの「潜在能力」がつぎつぎ開く本

私たちは、ふだん脳の３％しか使っていないといわれています。

特に現代は、理性と論理が幅をきかせる「左脳」中心の世の中です。常識やルール、既存の価値観などに縛られ、知らず知らずのうちに「左脳優位」に偏っている人が数多く見られます。

もしかしたら、あなたの本当の才能や個性は、まだ「残り97％の脳」に眠ったままかもしれません。想像してみてください。「残り97％の脳」を目覚めさせ、少しでも有効に使えたとしたら、すごいことが起こると思いませんか？

あなた本来の才能や個性を発揮できれば、**生まれ変わったように、すばらし**

い人生が始まるかもしれません。

この本は、まさにそんな夢を実現するために製作したものです。

成功者や天才といわれる人たちは、「特別に」頭がよかったり、「特殊な」能力を持っていると思われがちです。

じつはそうではありません。**「脳の使い方」が優れている**のです。わかりやすくいえば、左脳と右脳をバランスよく、フルに使っているということです。

「右脳」は、直感やひらめきが特長です。右脳の直感やひらめきを使えると、従来の常識や発想を簡単に越えることができます。左脳は、右脳のひらめきを現実化するために使うのが理想的な脳の使い方です。

カリスマ経営者やトップアスリート、一流の芸術家たちが、すごい実績をあげることができるのは、そうした脳の使い方ができるからです。

私は25年以上にわたり、**「人の潜在能力を引き出す」**トレーニング法を指導してきました。受講生の方は、大人も子どもも含め、12万人を超えています。

受講者の多くの方が「頭の回転が速くなった」「集中力がついて、仕事の効率が上がった」「体調がよくなった」といった日常の変化を実感しているようです。なかには、「東大に合格した！」「収入が劇的に増えた！」「夢がかなった！」といった人生が変わる経験をした方もいます。

本書で紹介するのは、その活動の集大成ともいえる「超脳トレ法」です。難しいことは何もありません。**特別付録の『「残り97％の脳」が目覚める音声』をただ聴くだけ**です。

こんなに簡単な方法で、あなたの中に眠ったままの潜在能力がつぎつぎ開きます。その効果は、お金、人間関係、仕事、勉強、健康、夢などなど、あらゆるジャンルに及びます。

さあ、新しい脳の使い方で、新しい能力を目覚めさせましょう！

山岡尚樹

特別付録

『「残り97％の脳」が目覚める音声』5つの劇的効果！

特別付録の音声には、右脳や間脳《かんのう》、脳幹《のうかん》を活性化する特殊音源を収録しています。

この本と付録の音声で、眠っている残り97％の脳を目覚めさせれば、次の5つの「劇的効果」が現れます。

人生が確実に変わっていくでしょう！

効果1

頭の回転が速くなり、同時に複数のことを処理できる!

右脳は、物事を「同時に、並列に、一気に」進めるのが得意で、複数のことを同時にハイスピードで処理していきます。

付録の音声を聴くだけで、眠っていた右脳が目覚め、頭の回転の速い、天才タイプの脳に変化します。

効果2

「要領の悪い人」から「できる人」へ!

付録の音声はイメージ力を高め、音の持つ振動(バイブレーション)で感情や意欲をつかさどる間脳に働きかけます。

なにかを達成するには、具体的なイメージを行動に移すためのやる気が必要。その「やる気=エネルギー」が音声を聴くだけで身につきます。

効果 3

コミュニケーション能力が向上し、人間関係が好転！

付録の音声で、本能や感情、意欲をコントロールする大脳辺縁系《だいのうへんえんけい》や間脳を刺激することで、人間関係が好転します。また、脳幹への刺激で、心身が活性化され、バイタリティや強い生命力を生み出します。

効果 4

疲れを癒し、気力・体力アップ！

声による振動エネルギーは、間脳や脳幹に刺激を与え、全脳を活性化させます。疲れを癒やし、体力・気力を向上させることが可能です。

特殊な働きを持つとされる、さまざまな周波数音で傷ついたＤＮＡの修復も期待できます。

効果
5
願望がつぎつぎ実現！

夢の実現に必要なのは、より具体的なイメージとエネルギーです。

付録の音声によって向上するイメージ力と、音そのものが持つエネルギーとの相乗効果で、資格合格から起業の成功、結婚まで、どんな夢でも実現できる脳環境をつくり出します。

脳の構造

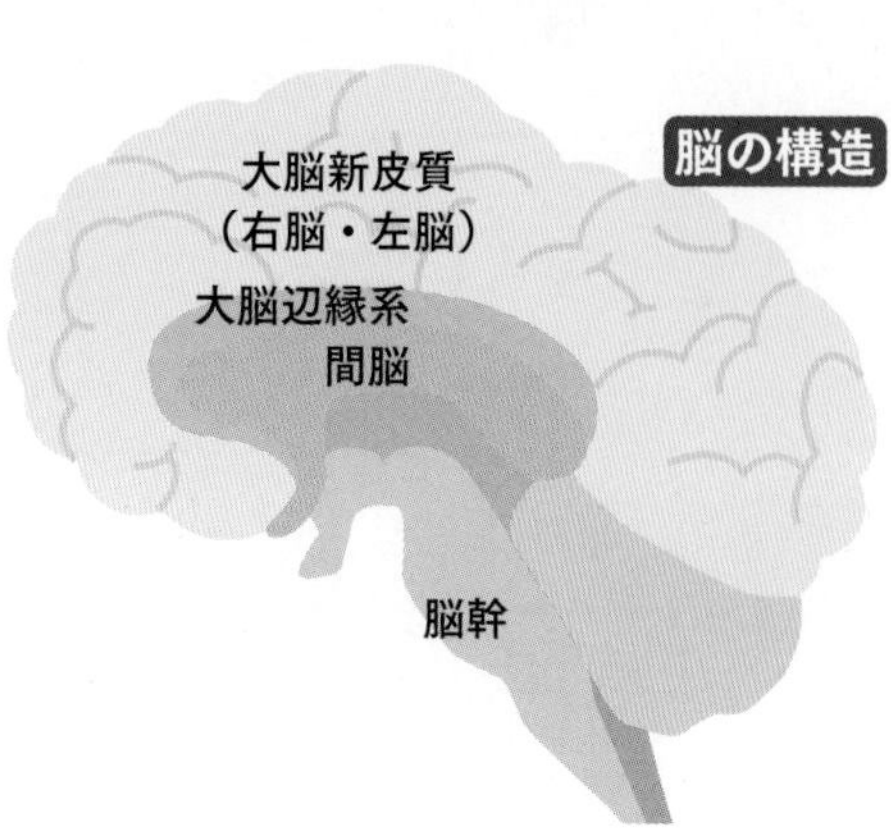

特別付録 『「残り97%の脳」が目覚める音声』が聞ける!

>ダウンロードのやり方<

ダウンロード音声には、「残り97%の脳が目覚める」特殊音源が収録されています。

やり方 1

1. インターネットのアドレスバーに、下記URLを入力してEnterキーを押す!

www.mikasashobo.co.jp/c/freepage/8776nokori97/index.html

www.mikasashobo.co.jp/c/freepage/8776nokori97/index.html

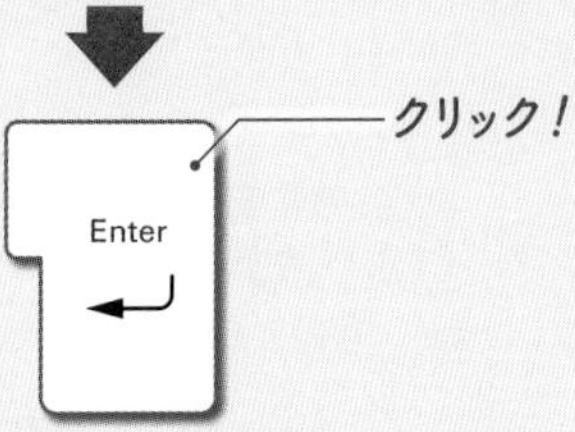

2. ユーザー名とパスワードを入力。

ユーザー名: mikasa8776

パスワード: nokori97nou

下記の手順を参考に、パソコンからダウンロードをしてください。
スマートフォンでは音声の再生のみできます。
スマートフォンへのダウンロードは推奨していません。

3. 音声ダウンロードページが現れます。[一括ダウンロード]ボタンを押すと、トラック1〜26までの音声ファイルをまとめてパソコンにダウンロードできます。

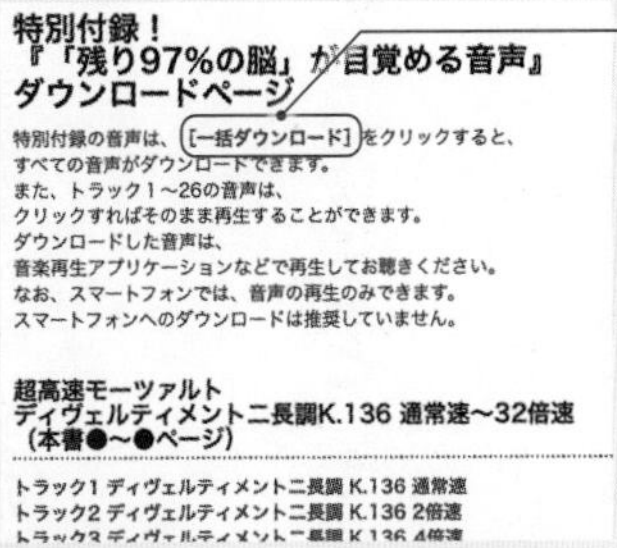
特別付録！
『「残り97%の脳」が目覚める音声』
ダウンロードページ

特別付録の音声は、[一括ダウンロード]をクリックすると、
すべての音声がダウンロードできます。
また、トラック1〜26の音声は、
クリックすればそのまま再生することができます。
ダウンロードした音声は、
音楽再生アプリケーションなどで再生してお聴きください。
なお、スマートフォンでは、音声の再生のみできます。
スマートフォンへのダウンロードは推奨していません。

超高速モーツァルト
ディヴェルティメント二長調K.136 通常速〜32倍速
（本書●〜●ページ）

トラック1 ディヴェルティメント二長調 K.136 通常速
トラック2 ディヴェルティメント二長調 K.136 2倍速

ここをクリック！

やり方 2

下記のQRコードからも、音声ダウンロードページにアクセスできます。

・QRコードは、QRコード読み取り機能つきのスマートフォンやカメラ、QRコード読み取り用の各アプリケーションで読み取り可能です。
・各アプリケーションを使用する際の不具合や疑問点については、各アプリケーションの開発者にお問い合わせください。

もくじ

プロローグ

「残り97％の脳」が目覚めると、すごいことが起こる！

1章 まずは2つの音声で「右脳」を活性化しよう

2章 「音」と「イメージ」の力で潜在能力を引き出す

3章 『「残り97％の脳」が目覚める音声』のすごい活用法

4章 願望がつぎつぎ実現する「エネルギー変換ワーク」

5章 【上級者編】毎日がさらに充実するトーラスワーク

プロローグ

「残り97％の脳」が目覚めると、すごいことが起こる！

ただ「音声」を聴くだけで、脳がどんどん目覚める！

「同時に、並列に、一気に」が得意な右脳

つぎつぎと仕事の成果を出し続け、家族との時間や趣味を満喫している人。
がんばっているのにパッとせず、私生活を楽しむ余裕もない人。
この違いはどこにあるのでしょう？
「成功している人たちはみんな、生まれつき頭がいいのだ」と思うかもしれませんね。
じつは、違いは頭のよさではなく、脳の使い方にあります。もっといえば、

右脳の使い方がまったく違うのです。

脳のいちばん外側にある大脳新皮質は、右脳と左脳に分かれています。

左脳は言語、計算、理屈、論理の脳で、理性的で論理的。分析と計算で行動し、世の中の常識やデータ、前例を重視します。

対して右脳は、感性と直感の脳。ひらめきとイメージ力に優れ、愛情や調和をつかさどる脳です。

一見、「計算が得意なら、左脳を鍛えたほうが、頭がよくなるのでは？」と思われるでしょう。実際、日本の戦後教育は左脳偏重で行なわれてきました。知識詰め込み型の学習方法です。テストと偏差値で頭のよしあしを決めていたときは、それでもよかったのでしょう。

しかし、もはやテストでいい成績を取って、有名大学に行って一流企業に入れば一生安泰という時代ではありません。ビジネスはハイスピードで変化しています。家事や育児もこなしながら働く人も増えています。

きっちり1つひとつこなしていく左脳では、追いつけない時代です。

右脳は感性重視で本能的ですが、左脳に比べ、格段に高速に動きます。

一瞬で状況を判断したり、一瞬で物事の本質を見抜いたり、一瞬で先のことをイメージでとらえたり……。**「同時に、並列に、一気に」進めるのが得意**で、複数のことを同時にハイスピードで処理していきます。

たとえば、音声をたくさん聴いて、真似して話しているうちに、「これはこういう意味だ」と自動的にわかってくるのが右脳的語学学習です。文法や単語を1つひとつ覚えていく左脳的方法では、学校で何年勉強しても話せるようにはなりません。

しかも、**右脳は愛と調和をつかさどる脳**なので、相手の気持ちに敏感です。ですから頭が切れるだけでなく、人間関係も円滑です。

世にいう天才たちは、ほとんどが右脳タイプです。経営のカリスマもトップアスリートも、直感とひらめきから物事を進めていって、そのひらめきをいか

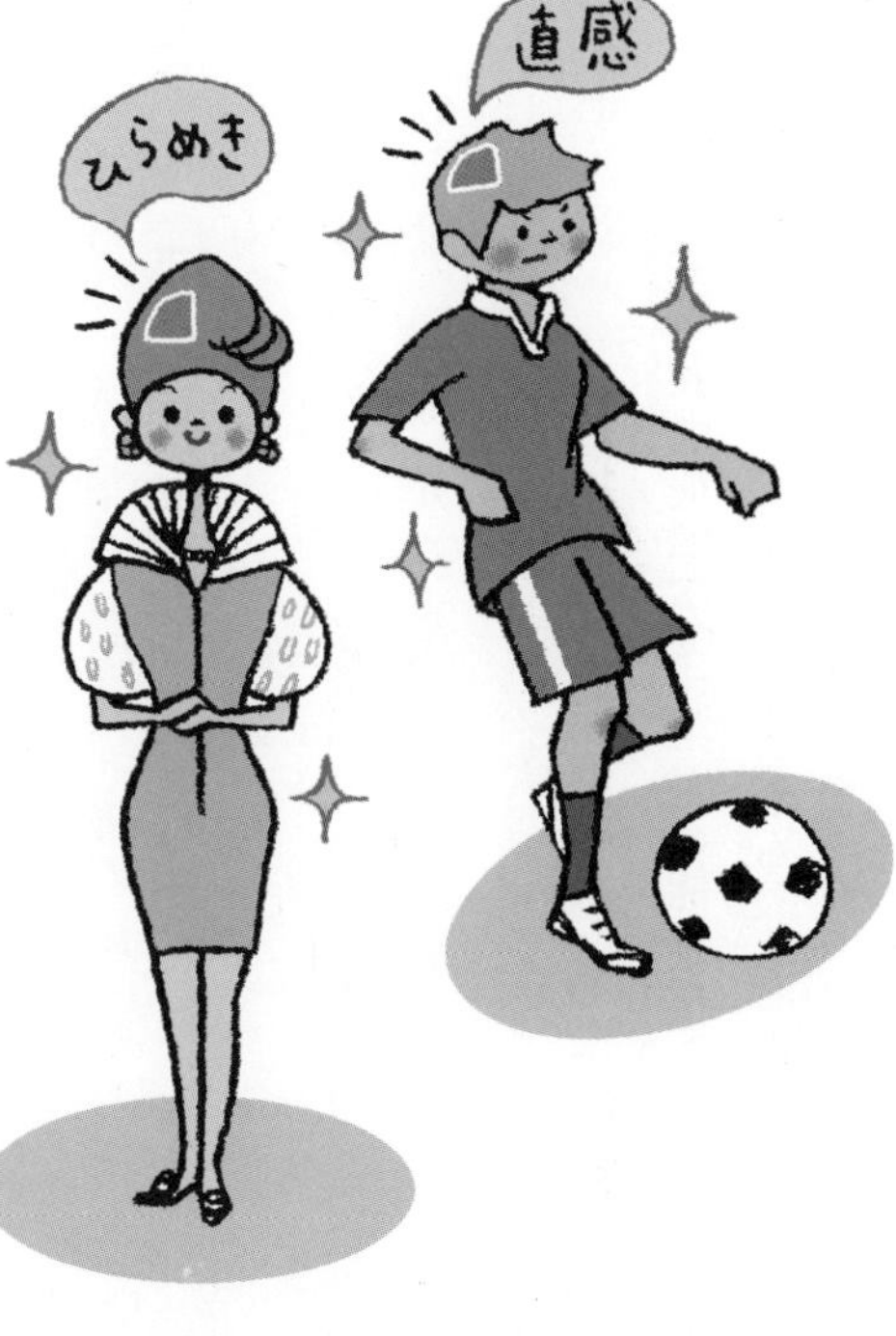

世にいう天才たちは、圧倒的に右脳タイプ。

に現実化するかということに左脳を使っています。右脳と左脳のバランスが実にいいのです。

目に見えて「頭の回転」が速くなる

加えて、右脳は競争を好みません。調和を第一に考える右脳にとって、自分の成功は周りの人の成功でもあります。自他を区別しないため、周囲の応援を得られるのはもちろんのこと、成功に必要な情報がつぎからつぎへと引き寄せられてきます。

これが右脳の**「共振《きょうしん》共鳴《きょうめい》機能」**です。この能力が開かれると、人の気持ちも場の空気も読めるので、この先どうなるかもわかるようになります。それらの情報が直感やひらめきの土台となります。

ですから、右脳タイプの直感、ひらめきはとても精度が高い。成功へとつな

右脳の4つの基本機能とは？

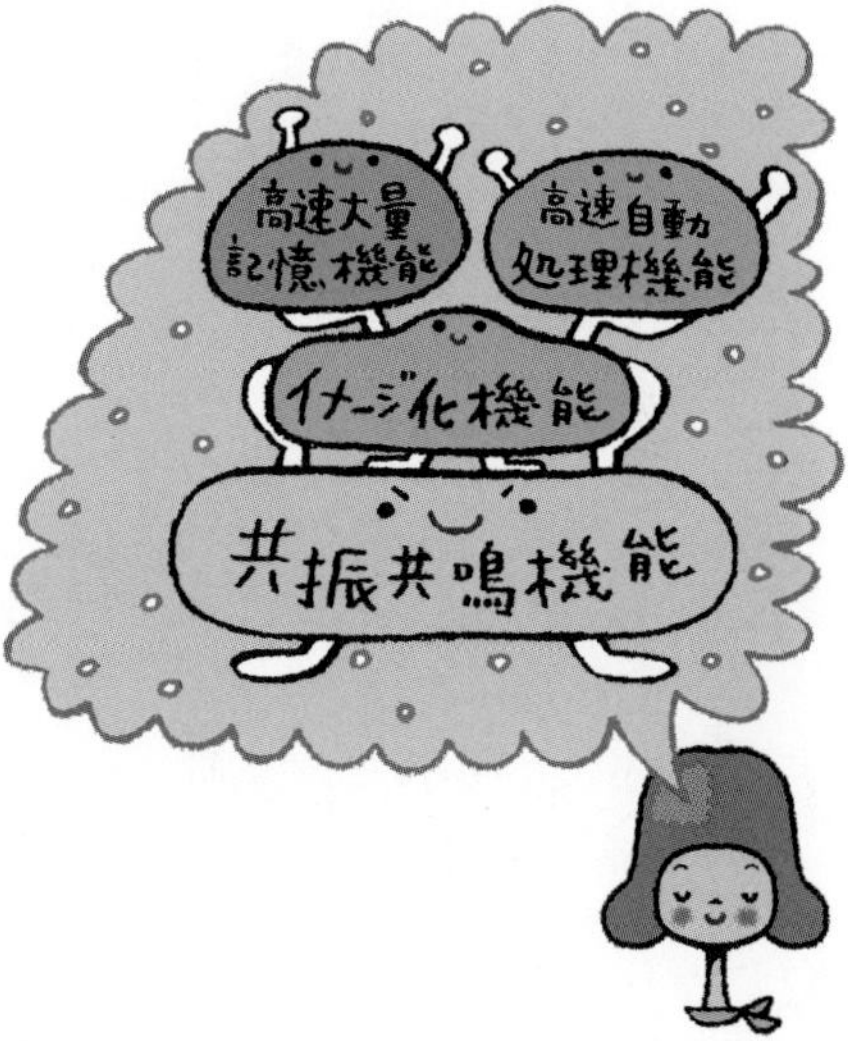

共振共鳴機能

人や動植物やものが発する波動情報を共振共鳴して受け取る機能

イメージ化機能

受け取った情報をイメージに置き換えて送受信できる機能

高速大量記憶機能

イメージ情報を高速大量に記憶できる機能（写真記憶・速読力）

高速自動処理機能

イメージ情報を自動で高速処理できる機能（語学習得・直感力）

がる斬新なアイデアがつぎからつぎへと湧いてくるのです。

もしあなたが「努力しているのに成果が出ない」のなら、それは右脳のスイッチがオフになっているだけのこと。

右脳のスイッチがオンになれば、その瞬間から「要領の悪い人」から「できる人」へ生まれ変われます。

では、左脳と右脳のバランスが崩れてしまうのはなぜでしょうか？

子どものころはみな天真爛漫《てんしんらんまん》で、思いついたまま自由に行動していました。子どもはみんな右脳優位です。いつもワクワクしていて、感性豊かです。

ところが、大人になり、分別がついてくると、周りに合わせるようになる。たしかにそれも大事ですが、過度になると、感性やオリジナリティが失われてしまいます。

特に、今の世の中はルール、言語、計算で動いていますから、左脳ばかりを使う社会環境になっています。どこを見ても同じパターンの繰り返しで、一歩突き抜けた独創性のあるものは出にくくなっています。それは全体的な傾向であるとともに、個人の人生においても同じことがいえるのではないかと思っています。

では、どうすればよいでしょう？

最も簡単で効果が早いのが、聴覚から脳を刺激する方法です。

本書の付録音声に収録した「**超高速モーツァルト**」と「**10音聴き分け聖徳太子の耳**」は、超脳トレ法の中でも大人気のメソッドです。右脳活性化のための最も効率的なノウハウなのです。

まずは、聴いてみてください。目に見えて頭の回転が速くなり、左脳と比べて百万倍といわれる右脳の記憶回路の扉が開くでしょう。

あなたは右脳タイプ？　左脳タイプ？

右脳の特徴

- イメージがメイン
- 感性重視で本能的
- 直感で判断し行動する
- ものごとは同時に並列に一気に進める
- まねる、なりきるが得意

Q1 旅行に行きたいと思ったら？

A 予算と休みの日程から考える。

B まずは行き先から考える。

Q2 理想のパートナーを選ぶなら？

A 年収、学歴、ルックスなど条件重視。

B フィーリングが合うのがいちばん！

Q3 ふだんのお金の使い方は……

A 予算を決めて、出費はきちんと管理している。

B とりあえず次の給料日までしのげればいい。衝動買いが多い。

Q4 ふだんの会話は……

A ちょっと理屈っぽいかも。

B「グッときた」「パッとしたい」など、感覚的な言葉をよく使う。

Q5 家事や仕事をするときは……

A 毎日同じ作業でも平気。

B 毎日同じ作業をするのは苦痛。

A が多いと左脳優位タイプ、B が多いと右脳優位タイプの傾向が強いといえます。

簡単なチェックテストをしてみましょう。

左脳の特徴

- 言語がメイン
- 理性重視で論理的
- ものごとは分析と計算で進める
- 計画的にコツコツ順番に
- きっちり正確にやる

Q6 仕事の進め方は……
A ひとつの仕事に集中。
B いくつかの仕事を同時に進める。

Q7 待ち合わせをした時間には……
A 定刻通りに着く。
B よく遅れてしまう。

Q8 手を組んだとき
A 右手の親指が上。
B 左手の親指が上。

Q9 レストランで注文するとき
A メニューを全部見て注文する。
B パッと直感で注文する。

Q10 掃除の仕方
A 計画的に隅から隅まで行なう。
B 思いついたら突然始める。

Aの合計数（　　）　Bの合計数（　　）

お金、人間関係、仕事、勉強、健康……どんな願望もつぎつぎ実現！

脳の新しい使い方でストレスとは無縁に

私は25年以上にわたり、人の潜在能力の開発法をプロデュースしてきました。そのメソッドを実践した人は、12万人を超えています。

多くの人たちがおっしゃるのは、単に「頭がよくなった」ではとどまりません。「まるで生まれ変わったように毎日が楽しい！」「夢がかなった！」「理想の自分になれた！」という現実における劇的な変化です。

日常生活において、**ありありと生まれ変わった自分を体感できる**、常識の枠を超えた脳のトレーニング法。それが、この本でご紹介する**「超脳トレ法」**なのです。

前にお伝えしたとおり、「超脳トレ法」は右脳を活性化させますが、それだけにとどまらず、間脳、脳幹といった脳全体に働きかけます。

10数年前からブームになっている、いわゆる従来の「脳トレ」とは異なります。

たしかに、計算問題などで脳を使えば、「血流が上がったから脳が活性化した」となります。「脳年齢が10歳若返った!」と喜んでいる人も多いでしょう。ボケ予防などの効果はある程度期待できるかもしれません。

ただ、それで「人生がよくなった!」という人は、どれだけいるでしょう? 日常の悩みを解決したり、目標を達成したりといった効果があるでしょうか?

たとえば、現代において、コミュニケーション能力に不安を抱えている人は数え切れないほどいます。職場になじめない。誤解されることが多い。人間関係のトラブルが絶えない……。

人間関係がギクシャクしてしまうのも、じつは脳の仕業です。

また、肉体的、精神的な疲れを抱えている人もたくさんいます。起きるのがつらい。だるくて前向きな気分になれず、会社に行くだけで疲れ切ってしまう。カゼ、花粉症となにかしらいつも体調が悪い……。

一見、心や体調の問題のようですが、これも脳の使い方が大きく影響しています。

もし、脳を刺激することで、仕事や勉強では最高の成果を得て、よい友達や仕事仲間に恵まれ、いつもやる気にあふれてカゼひとつひかない自分になったら、すばらしいと思いませんか?

超脳トレ法は、まさにそのためのメソッドです。

「要領がよくなりたい」

「仕事のできる人になりたい」

「時間を上手に使いたい」

「人見知りを治したい」

脳の新しい使い方をマスターすれば、このすべての願いがいとも簡単にかないます。ストレスとは無縁で、肉体は健康で精神的に安定し、毎日が充実するのです。

また、夢をハイスピードで実現できるようになります。

「起業して成功したい」

「店を繁盛させたい」

「理想の恋人と結婚して、幸せになりたい」

「すてきな一軒家を建てたい」

「語学をマスターして世界中に友達をつくりたい」

常識的に考えたら「よほど努力しないと不可能だ」と思われるかもしれません。しかし、人間の脳は意識的に使われているのはわずか3％です。残り97％を開いていけば、**夢をかなえるための新しい能力がつぎつぎと目覚める**のです。

しかも、超脳トレ法に努力は必要ありません。必要なのは、脳を活性化させる刺激だけです。

脳の奥底を刺激し「潜在能力」を開く

脳を活性化させる刺激とは、どういうものでしょうか？

大きく分けると、音と声の持つ振動（バイブレーション）、イメージ、そして「気《き》」です。気とは、良質なイメージによって生まれるエネルギーのことで、日々を充実させ夢を実現するパワーのことです。

脳を真の意味で活性化させるのは、「**音**《おと》（声）」「**意**《い》（イメージ）」「**気**（生命エネルギー）」にほかなりません。天才として名高い真言密教の空海和尚《くうかいおしょう》が伝えてきた**最高の能力開発法**「**三密加持**《さんみつかじ》」も、音、イメージ、体の動きを使っています。

脳の潜在能力を引き出す3つの要素

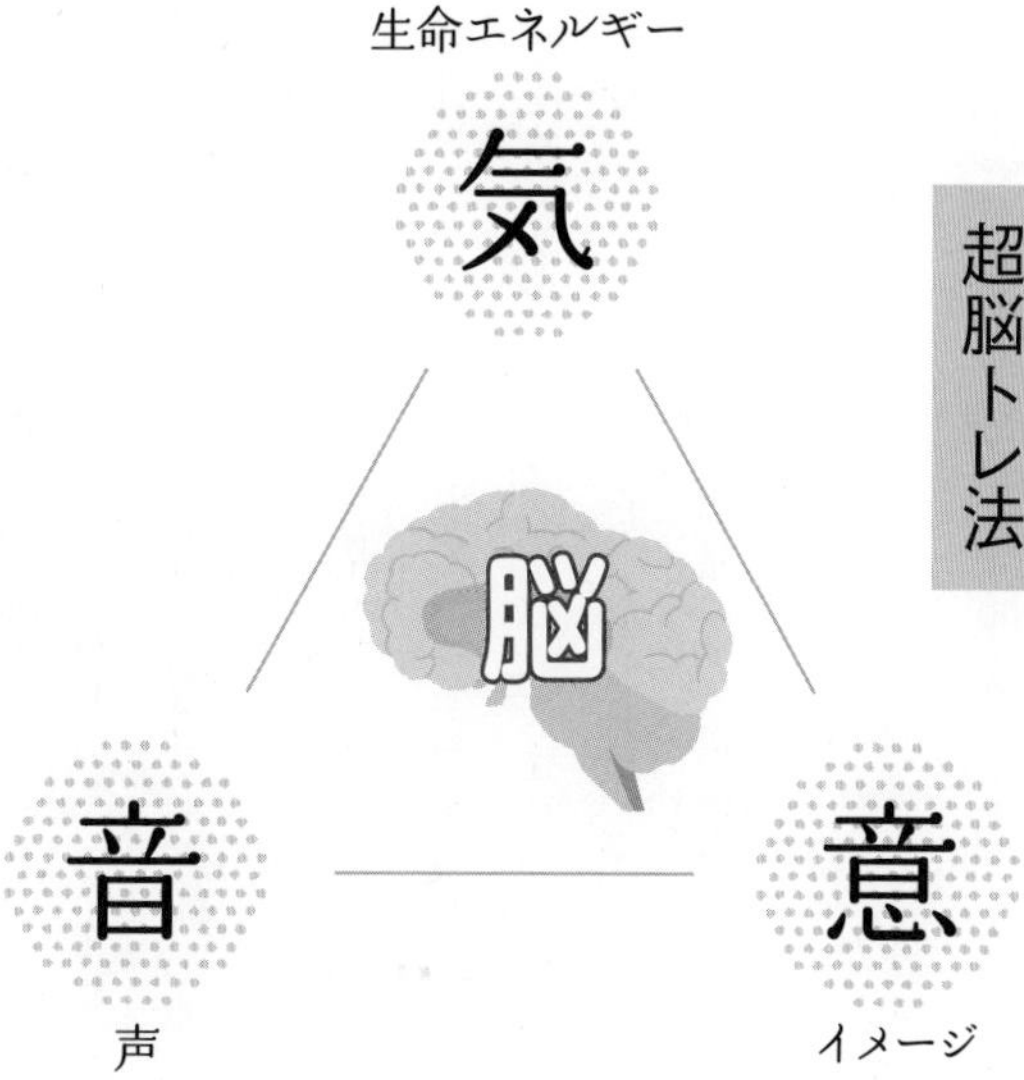

脳は、「音（声）」「意（イメージ）」
「気（生命エネルギー）」で活性化する。

三密とは、「身口意《しんくい》」、つまり「身《しん》（体の動き）」、「口《く》（言葉）」、そして頭の中の「意《い》（イメージ）」を1つの目的に集中（密）させること。「三密加持すれば速疾《そくしつ》に顕《あら》わる」といわれ、驚くほどの速さで潜在的な能力を開花させることができます。

超脳トレ法は、いわば三密加持の現代版です。音で右脳を開き、イメージで間脳を刺激し、気というエネルギーで夢を実現する方法なのです。

「音で頭がよくなるの？」と思うかもしれませんが、**脳に伝わるエネルギーの90％は耳から入ってくる**といわれています。

私が今までに開発してきた能力開発のツールやワークも、聴覚から刺激するものがほとんどです。

そもそも、計算問題をコツコツじっくり解くなどの従来の脳トレでは、脳のいちばん外側にある大脳新皮質の、しかも左脳だけしか刺激できません。

左脳は計算や分析が得意ですが、もともと現代人は左脳優位。新しい能力は、

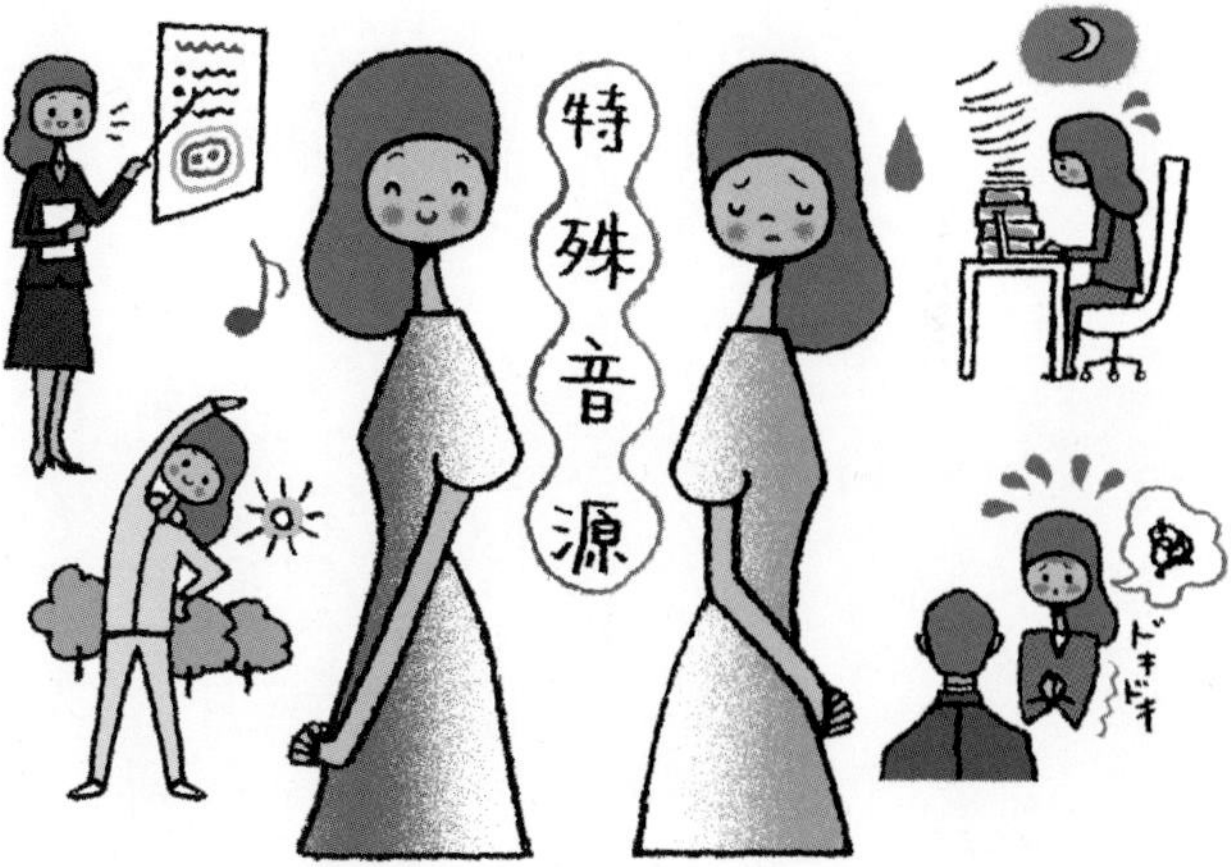

聴くだけで新しい能力が開花する。

右脳や間脳、脳幹といった部分に眠っています。

右脳は直感やひらめきをつかさどる感性の脳、間脳はホルモン分泌などを担当し、感情や意欲をコントロールする脳です。

感性やホルモン分泌を、意識的に変えることはなかなか難しいです。

しかし、音とそのバイブレーションならば可能です。右脳が好きな音の刺激を与え、声のバイブレーションで脳の奥底を刺激すればよいのです。

簡単な理屈ですが、脳科学がなかった古代から、三密加持を始め、古今東西、さまざまな潜在能力の開発に使われてきた手法です。

超脳トレ法で、本来あなたが持っている力を目覚めさせてください。新しい発想や行動が生まれ、新しい人生が始まります。

1章

まずは2つの音声で「右脳」を活性化しよう

脳の機能は部位によって異なることが知られています。

「左脳」は言語認識・計算・分析といった論理的思考に優れ、「右脳」は感性や情緒、愛情、調和をつかさどります。一見、左脳を鍛えたほうが頭がよくなると思われがちですが、じつはちょっと違います。

右脳には、情報を**大量に記憶**したり、**高速で処理**したりするすばらしい機能があります。また、**直感**や**ひらめき**を生み出し、**斬新な発想**をつぎつぎに形にしていくことも得意としています。

ビジネスやスポーツで成功する人の多くが、じつは右脳タイプ。

頭がよくなりたい人はもちろん、なんとなく人生がうまくいかない、人間関係がぎくしゃくする、という人にも右脳は重要なカギになります。

この章では、音を使って右脳を開いていきます。付録音声を聴くだけで、右脳のスイッチが入り、左脳に偏った脳がバランスのいい脳に変わります。

たちまち直感力、ひらめき力アップ！「超高速モーツァルト」

「右脳」はハイスピードが大好き！

胎教音楽やヒーリングミュージックとして根強い人気のモーツァルト。私の右脳開発の師匠である故・七田眞《しちだまこと》先生も、「子どもに聴かせるのはモーツァルト、1にも2にもモーツァルト！」と生前、繰り返しいっていました。

勉強にも、情操教育にも、感情のコントロールにも、モーツァルトは最適です。単にリラックスするために聴いてもいいし、BGMとして流しておけば、集中力がアップして勉強も仕事もはかどります。これらは「モーツァルト効果」と呼ばれ、フランスの音響心理学者で耳鼻科医のアルフレッド・トマティス博士の研究により、注目を浴びるようになりました。

博士は5000人におよぶさまざまな症状を抱えた患者に、世界中のいろいろな音楽を聴かせるという実験を行ないました。

その中で、**最も症状を改善する効果が高かったのが、モーツァルトの曲**だったそうです。

このような効果が得られるのは、楽曲のすばらしさはもちろん、ピアノやバイオリンなど、**高周波**を奏でる楽器を中心に構成されているからともいわれています。

高周波とは、川のせせらぎや葉っぱの揺れる音、小鳥や虫の声など自然界の音や、ピアノ、風鈴の音色などに多く含まれている音。通常、人間の耳には音として認識できない音域ですが、脳にリラクゼーション効果をもたらすことがわかっています。

高周波というわば脳の栄養に、さらに「ハイスピード」という右脳が大好きな刺激を加えたのが、「超高速モーツァルト」です。

超高速で右脳スイッチがオンに！

本書の付録音声①〜⑥に収録した「**超高速モーツァルト**」は、名曲「ディヴェルティメント」を通常速から始まり、2倍速、4倍速、8倍速、16倍速、最後は32倍速で、聴いてもらいます。

なぜ超高速で聴くのでしょうか？

超高速というのは、じつは右脳の情報処理スタイルです。

たとえば、そろばんの達人は億単位の計算を暗算で行ないますが、あれは頭の中のそろばんを猛スピードではじいているからです。逆に、ゆっくり問題を出されると、頭の中のそろばんが崩れて、イメージできなくなるそうです。

これが右脳の「**イメージ化機能**」と「**超高速自動処理機能**」で、誰もが持っている潜在能力の1つです。

ふだんの生活の中で、ハイスピードの刺激というのはほとんどありません。しかし、「超高速モーツァルト」を聴けば、自然に右脳が刺激されて、これらの能力が開いてくるのです。

最初は2倍速でも速く感じるし、4倍速、8倍速をはじめて聴いたときは、なんの曲か聴き取ることもできないでしょう。日常生活において、8倍速で情報を処理するということはまずありません。

32倍速ともなると、まるで音の塊です。5分の曲が、わずか数秒で終わってしまうほど。

余談ですが、あるテレビ番組で8倍速をいきなり流したとき、ひとりだけモーツァルトの曲だとわかったかたがいました。有名タレントで映画監督の北野《きたの》武《たけし》さんです。北野さんは、ふだんからDVDなどを倍速で見る習慣があるそう

「超高速モーツァルト」は、こんな人におすすめ！

- 短時間でリラックスしたい。
- てきぱきと仕事を片づけたい。
- 頭の回転を速くしたい（脳を高速処理モードにしたい）。
- 構想を練る、企画力を高めたい。
- 直感、ひらめき、すばらしいアイデアが欲しい。
- 直感的な判断が必要。

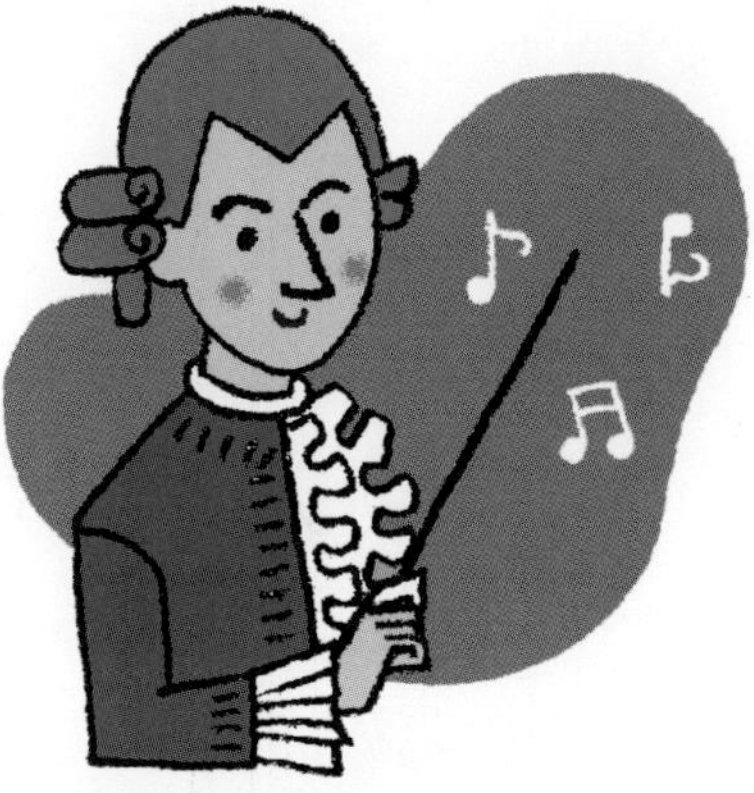

モーツァルトに超高速をプラスすると、
右脳が加速度的に開く！

で、もともと脳の処理速度が速いのでしょう。

最初は聴き取れなくても、まったく心配いりません。また、自分が聴き取れているのかどうか、考える必要もありません。**音は聴いて、感じるもの**なので、そこに「理解」は必要ありません。

頭で考えるのではなく、湧き上がってくる新鮮な感覚、感性を大切にしてください。

では、超高速モーツァルトで右脳が活性化すると、どのような変化が現れるのでしょうか？

まず、すべての行動が速くなります。仕事や家事が段取りよく、サクサク片づきます。子どもに聴かせると、宿題や朝のしたくをてきぱき終わらせるようになります。

それだけではありません。右脳にはイメージ化機能、高速自動処理機能、高速大量記憶機能、共振共鳴機能がありますが、１つでもスイッチが入ると右脳全体が活性化します（参考資料：『七田式耳パワーが変える脳力革命』）。

つまり、ハイスピードの刺激で高速自動処理機能がオンになると、ほかの3つの機能もオンになるのです。

記憶力や判断力といった仕事や成績に直結するものから、コミュニケーション能力という目に見えにくいスキルまで上げていくのが、超脳トレ法です。

超高速モーツァルトを聴けば、**右脳モードに一気に切り替える**ことができます。現代人のほとんどは左脳に偏っていますから、まずは超高速モーツァルトで、右脳のスイッチを入れてみましょう！

「超高速モーツァルト」を聴いたときの脳波

超高速モーツァルトを聴く前

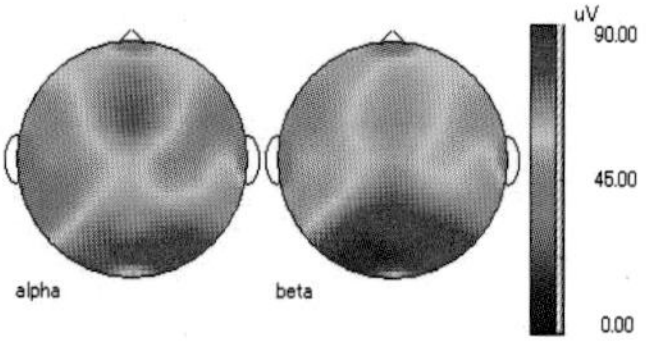

付録音声を聴く前に、まず脳が静かな状態を調べました。左図はアルファ波で赤色が濃いほどリラックスしていることを示しています。右図はベータ波で、赤色が濃いほど、よく使われているところです。

2倍速を聴いたとき

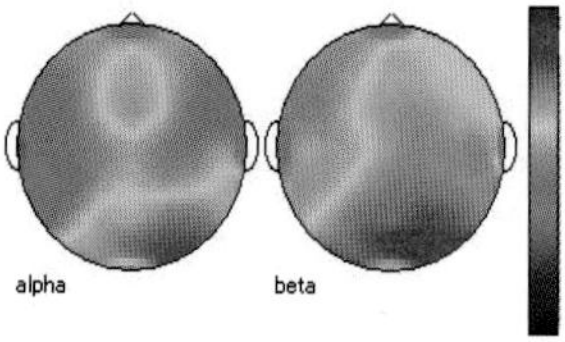

いきなり2倍速を聴くと、脳が音の情報を処理できず、混乱状態になります。その結果、活性度が下がりうまく機能していません。

16倍速を聴いたとき

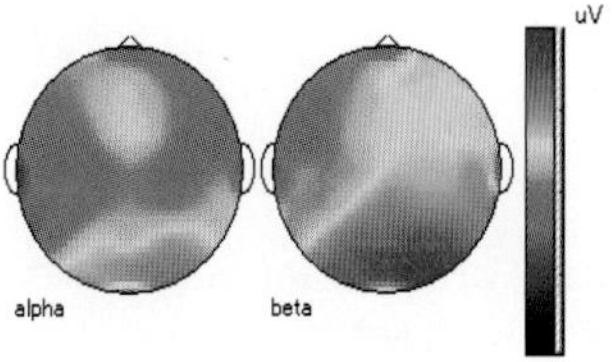

速度が増してわけがわからず、とまどっている様子がうかがえます。また、言語的な思考がストップし、それでもなんとなく音楽として聴いている様子が見受けられます。

16倍速を聴いて、再度2倍速を聴いたとき

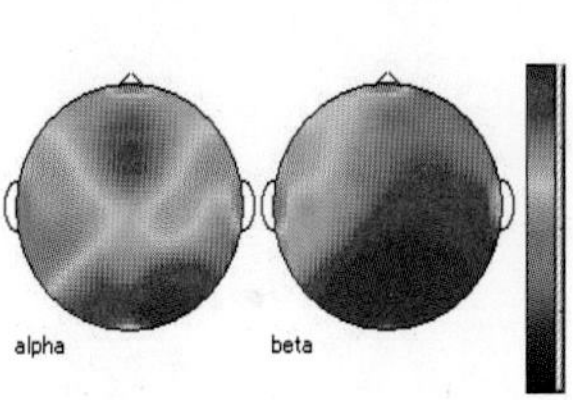

16倍速に脳が慣れたことで、少し前まで処理できなかった2倍速を余裕をもって処理している脳の状態。リラックスしながら右側の脳が一気に活性化。

「超高速モーツァルト」試聴時の脳波測定　日本医科大学/情報科学センター調べ（現：国際総合研究機構生体計測研究所所長）河野貴美子

「超高速モーツァルト」頭のいい聴き方

最初は順番に聴いていきましょう。それぞれの速度の音が与える刺激が脳を効果的に活性化します。慣れてきたら、目的にあわせて聴き分けてみましょう。

通常速

リラクゼーション効果が高いので、リラックスしたいときにおすすめ。

目的

- 自宅でくつろぎたいとき。
- 疲れて休みたいとき。
- おだやかな時間を過ごしたいとき。

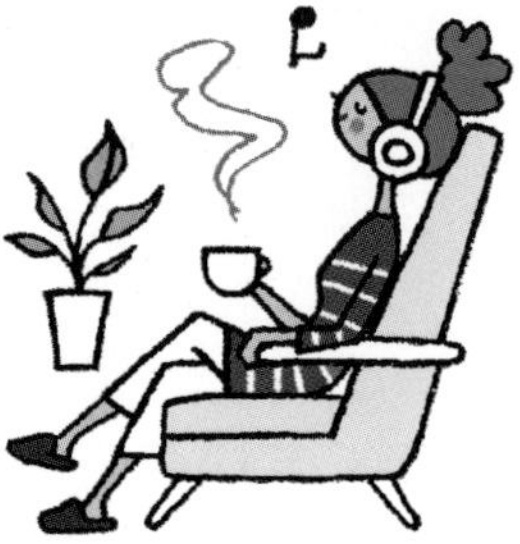

2倍速
4倍速

単純作業をリズムよく片づけたいときにおすすめです。BGMとしてリピートして流してもよいでしょう。

目的

- 洗濯、掃除などの日常的な家事をするとき。
- マニュアル的な作業などルーティンワークをするとき。
- ササッとおいしい料理を作りたいとき。
- パソコンの入力作業や伝票の整理など、正確さとスピーディーさが必要な作業をするとき。
- ダラダラモードからてきぱきモードにしたいとき。
- 子どもに朝の準備やお片づけをサッサとしてもらいたいとき。

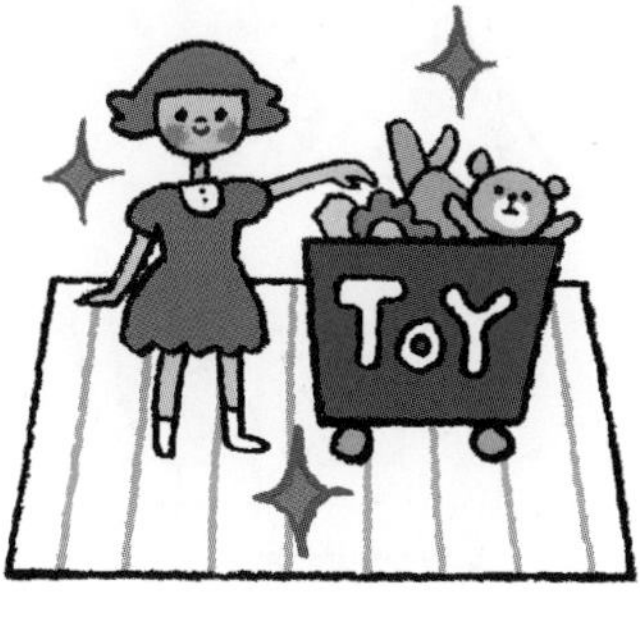

8倍速 16倍速

なにかを考えるときにぴったりです。ベストな答えが見つかります。

目的

- 献立を考えるとき。ベストなメニューが浮かびます。
- 勉強の前に。頭の回転が速くなり、記憶力も高まります。
- 企画書の作成など頭を使う仕事をするとき。頭の回転が速くなり、ミスもなくなります。

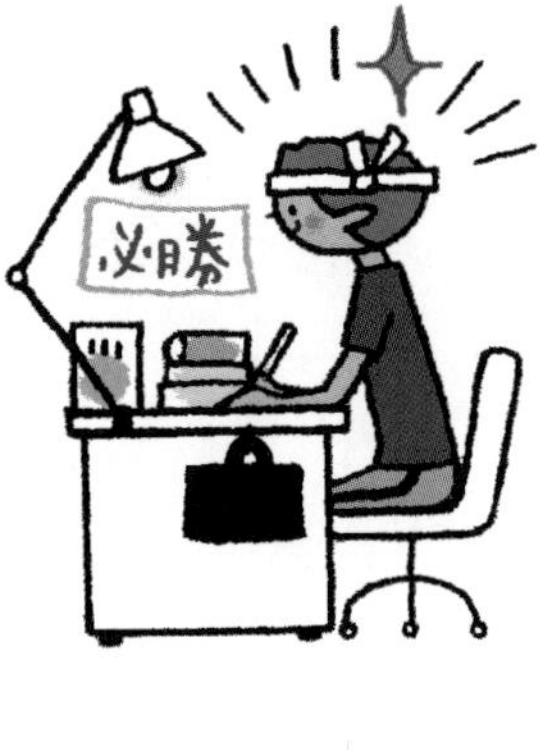

32倍速

一瞬で脳のスイッチが切り替わり、直感やひらめきを与えてくれます。リラックスできる場所で、繰り返し聴いてください。思いついたアイデアなどを、素早く紙に書き出してみましょう。次に２倍速を聴きながら、書き出した項目を具体的にまとめてみるとさらに効果的です。

目的

- 仕事に煮詰まったとき。
- 困難な状況を打破する秘策が欲しいとき。
- 斬新な企画が欲しいとき。すばらしいアイデアが天から降ってきたように舞い降りるでしょう。
- 重大な決断を迫られたとき。一瞬で物事を理解して先を見通す力が開きます。

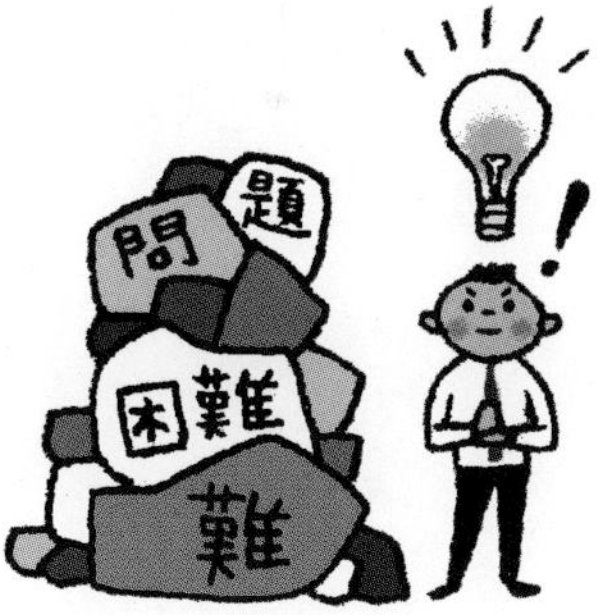

大反響！「超高速モーツァルト」体験者の声

「とにかく朝の準備が遅い小学生の娘。超高速モーツァルトをBGMにかけるようにしたら、おしゃべりせずにサッサと朝ご飯を食べるようになりました！　私も怒らずに済むようになり大助かり」
（主婦・42歳・大分県）

「料理が下手だったのですが、超高速モーツァルトを聴き始めてから、不思議と味つけが決まるようになりました」（主婦・35歳・宮城県）

「小学生の子どもに100問計算問題などをやらせるとき、超高速モーツァルトをかけています。明らかに計算スピードが変わってきます。なかには100問を80秒で解いてしまう子もいるほどです」（学習塾講師・45歳・大阪府）

「家事のときには2倍速か4倍速の超高速モーツァルトをかけています。なんとなくダラダラしがちな朝も、てきぱきと洗濯や掃除が進み、時間のムダがありません」（主婦・61歳・沖縄県）

集中力が高まり、天才的な力を発揮！
「10音聴き分け聖徳太子の耳」

聖徳太子は「10人の話を同時に聴いた」

1つのことを始めると、それが終わるまで、ほかのことができないという人がいます。ほかにもやらなければいけないことがあるのに、目の前の仕事にかかりっきりで、全体が見えなくなってしまう。

これは、直列的に1つひとつ着々と処理していく左脳的な処理方法の特徴で、お世辞にも効率的とはいえません。

右脳の処理方法は違います。やらなければいけないことを**すべてを、同時に考**

えて一気に処理していきます。

育児中のお母さんなどは、まさに右脳的処理方法の典型です。洗濯機を回しながら掃除をし、掃除をしながら夕食の献立を考える。

家事をつぎつぎとこなしつつ、幼稚園のお迎えに買い物、夫のクリーニング。子どものおしゃべりを聴きながら夕飯作り。まったく違う作業を、あたりまえのように同時にこなしていきます。

どんなにたくさんのことがあっても、スイスイ余裕でこなしていく人と、すぐにいっぱいいっぱいになってしまう人の差は、左脳的な処理か、右脳的な処理かの違いです。

段取りが悪い、不器用、気がきかない、仕事が遅い……そういう人は、まず同時並行で処理する右脳の能力を目覚めさせましょう。

それには、強制的に複数の情報を脳に与えて刺激するのがいちばんです。

「10音聴き分け聖徳太子《しょうとくたいし》の耳」（以下、「聖徳太子の耳」と表記）は、その名のとおり、同時にいくつもの音が流れてきます。聖徳太子が10人の話を同時に聴いたというエピソードはあまりにも有名ですが、脳科学的には不可能ではありません。

付録音声の⑦～⑩では、4音、6音、8音そして10音を聴き取ります。誰もが知っている名曲から日常の音、自然音までさまざまな音が同時に聴こえてきます。最初は頭の中が混乱して、とても全音は聴き取れないでしょう。

まずは1つひとつ、じっくり聴き取ってみてください。わからない場合は、答えを見てもかまいません（答えは、66ページにあります）。

音に集中すると、「これも聴こえた」「これもわかった」と次第に聴き分けることができるようになります。

まさにこの作業が、**脳の器（情報量）を広げていくトレーニング**。やるべきことが多くても、「次はこれをしよう」「同時にあれもしておこう」と広い範囲で考えられるようになります。私はこれを「**多点集中力**」と呼んでいます。

「聖徳太子の耳」は、こんな人におすすめ！

- なにか1つのことをすると、それにかかりっきりになってしまう。
- たくさんの仕事を抱えている。
- 「周りが見えていない」「気配りが足りない」といわれる。
- 仕事ができる有能な人間になりたい。
- 育児、家事、仕事を要領よくこなしたい。
- やりたいことがたくさんある。あれもこれもいっぺんにやりたい。
- 集中力を高めたい。

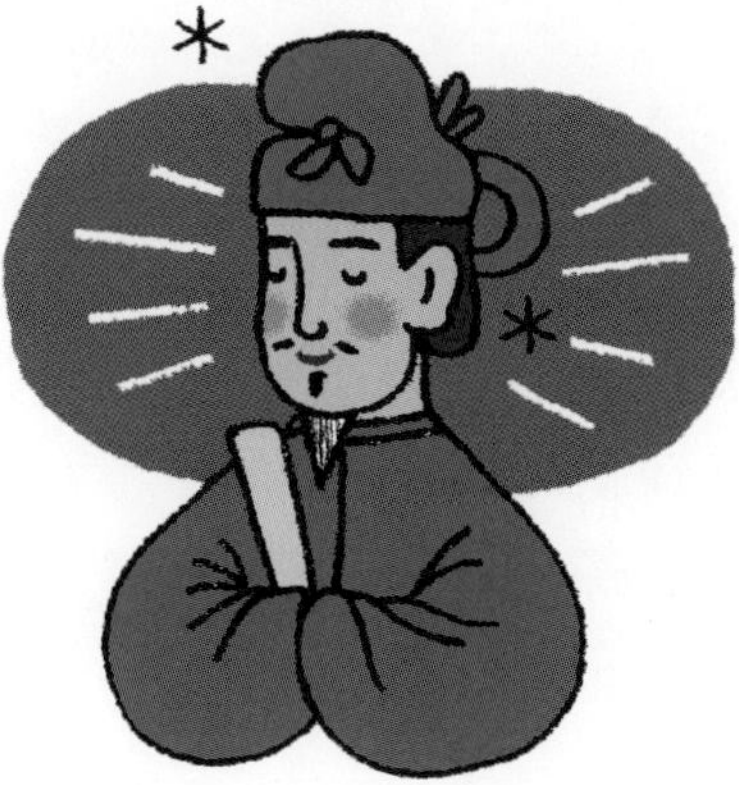

さらに、全体像を把握しながらも目の前のことに集中する「**1点集中力**」も育ってきます。広い範囲で考えられる能力ですが、あれこれいろいろなことに気が散っているという意味ではありません。目の前の仕事に集中しながら、全体をしっかり見渡せるようになるのです。

前頭部を中心に血流がアップ

では、「聖徳太子の耳」を聴いたとき、脳にはどのような変化が起こっているでしょうか？

元日本医科大学情報科学センター（現在、国際総合研究機構生体計測研究所所長）の河野貴美子《かわのきみこ》先生に脳の活性度を測定してもらったところ、**前頭部を中心にアルファー波が出ている**ことがわかりました。高い集中力を発揮していることを示しています。右脳と左脳の聴覚バランスもよくなっていました。

「聖徳太子の耳」で集中力が高まると、ビジネスマンなら段取り力が格段にアップします。プレゼンの準備に出張の手配、複数の打ち合わせを終えたら経費の精算まで軽やかに終わらせてしまいます。

もちろん、動く体は1つなので、事務的な仕事と打ち合わせをいっしょにやることはできません。しかし、イメージですでに準備ができているので、「次はなにをするんだっけ？」ということもないし、「あれもこれもしなきゃ！」と慌てることもなくなります。

また、家族を大切にしながら仕事にも気を抜かないような、バランスのとれた人生には欠かせない能力ともいえます。**仕事、プライベート、家族、趣味の時間を、余裕を持って楽しめる**ようになるでしょう。

また、左右前後の脳の連携を高めることで、直感力や統合力なども向上します。単になにごともそつなくこなせるだけでなく、天才的な能力を発揮できるようになります。

「聖徳太子の耳」を聴いたときの脳波

アルファ波（左図）が前頭部の中心に出ている。
かなり集中した状態

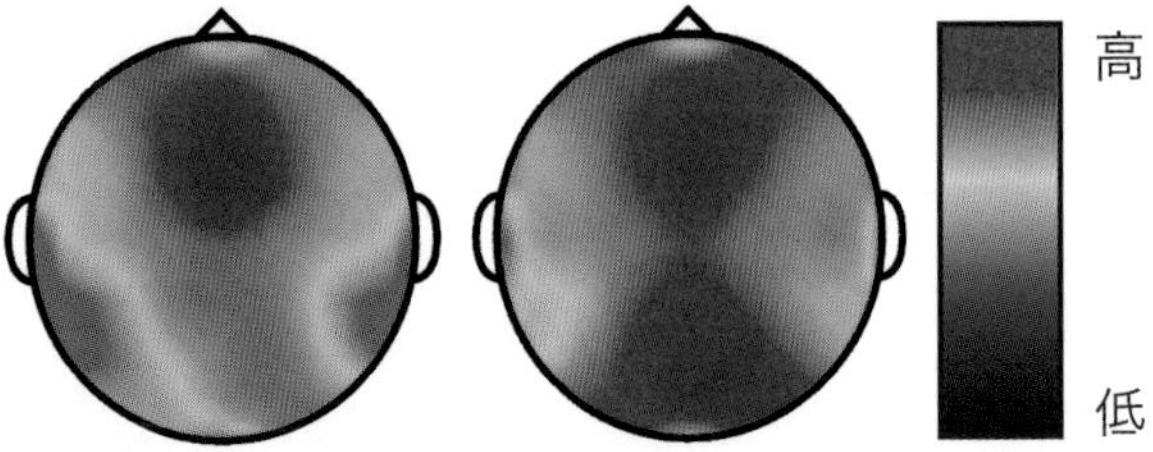

複数音の中から1音だけに集中する「1点集中力」と、複数の音を同時に理解し並行処理する「多点集中力」のどちらも鍛えることが可能です。
1点集中、多点集中のそれぞれを意識しながらトレーニングすることで、集中力を高め脳の処理能力を向上させることができます。

『聖徳太子の耳』試聴時の脳波測定　日本医科大学 / 情報科学センター調べ（現：国際総合研究機構生体計測研究所所長）河野貴美子

大反響！「聖徳太子の耳」体験者の声

「仕事が遅くて上司に注意されてばかりでしたが、今では『まるで別人』といわれるくらい要領がよくなりました」

（会社員・40歳・東京都）


「聴いた翌日にラジオのクイズに当選！　運が向いてきた」

（主婦・51歳・鳥取県）

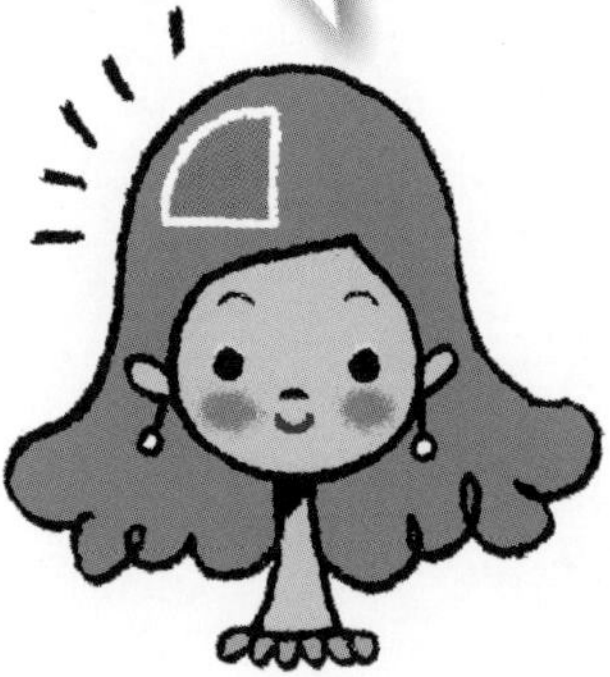

「前向きな気持ちになり、やる気が出てきた。頭が冴えてきた」
（自営業・39歳・富山県）

「イライラすることが多かったけど、なぜか聴いたあとはイライラが緩和されました」

（会社員・29歳・東京都）


「最初はいくつか聴き取れませんでしたが、すぐに全部わかるようになりました。頭の中がスッキリ！」

（主婦・25歳・岩手県）

「10音聴き分け聖徳太子の耳」頭のいい聴き方

「超高速モーツァルト」は、BGMのように聴き流してもじゅうぶん効果がありますが、「聖徳太子の耳」は静かなところで集中して聴いてみてください。

4音〜10音、すべてわかったでしょうか？

このとき、右脳の中で目覚めるのが「**多点集中力**」。同時に複数の情報を正確にキャッチし、識別する能力です。

全音が識別できたら、「**1点集中力**」を高めるトレーニングです。どの音でもいいので、1つの音に集中してみましょう。狙った音だけに集中し、最後まで聴き続けてみてください。

このトレーニングを行なうと、狙った音だけが大きく聴こえることに気づくと思います。これを「**カクテルパーティ現象**」といいます。

「聖徳太子の耳」で得られる2つの集中力

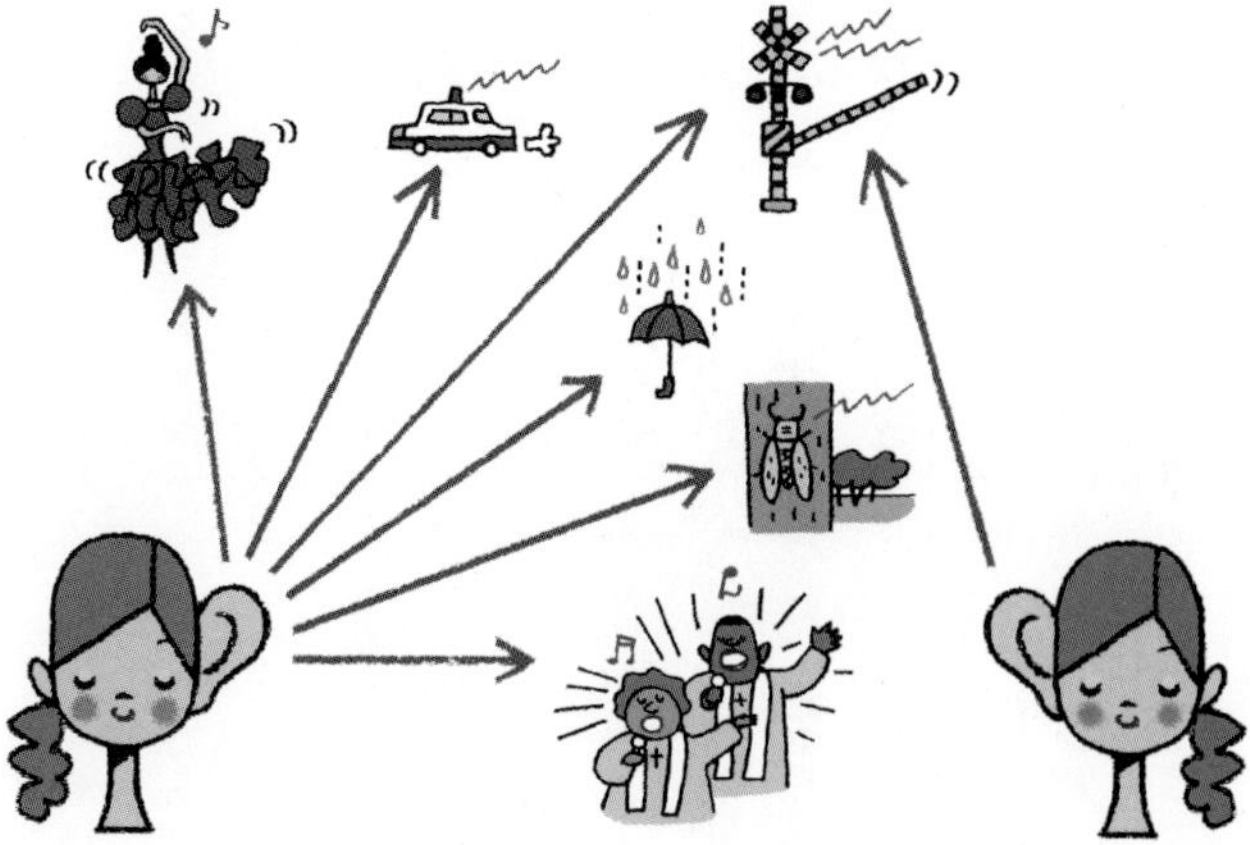

多点集中力

ある1つのことをしながらも、同時に（広い範囲で）別のことも考えられる脳。

1点集中力

周囲の雑音に惑わされず1つのことに高い集中力を発揮できる脳。

大勢の人が集まるカクテルパーティのようなにぎやかな場所でも、目の前の人とは普通に話すことができますね。

じつはこれはすごいことで、同じ状況で人間の耳の位置にマイクをつけて録音すると、周囲の騒音を拾ってしまい、相手の声はほとんど聴こえません。

脳は集中した音だけをクローズアップして聴くことができます。それほど1点に集中することができるのです。

「聖徳太子の耳」で鍛えられるのは、多点集中力と1点集中力という2とおりの集中の仕方です。全体と、1点。全体像をいつも把握できているので、ミスややり忘れということがありません。まさに右脳左脳の連携プレイで、これこそ**右脳左脳のバランスのよい使い方**です。

無理せず1日3分くらい聴けば、効果はじゅうぶん。できれば仕事の前に聴いて、脳を同時並列&高い集中力の状態にスタンバイしておくとよいでしょう。

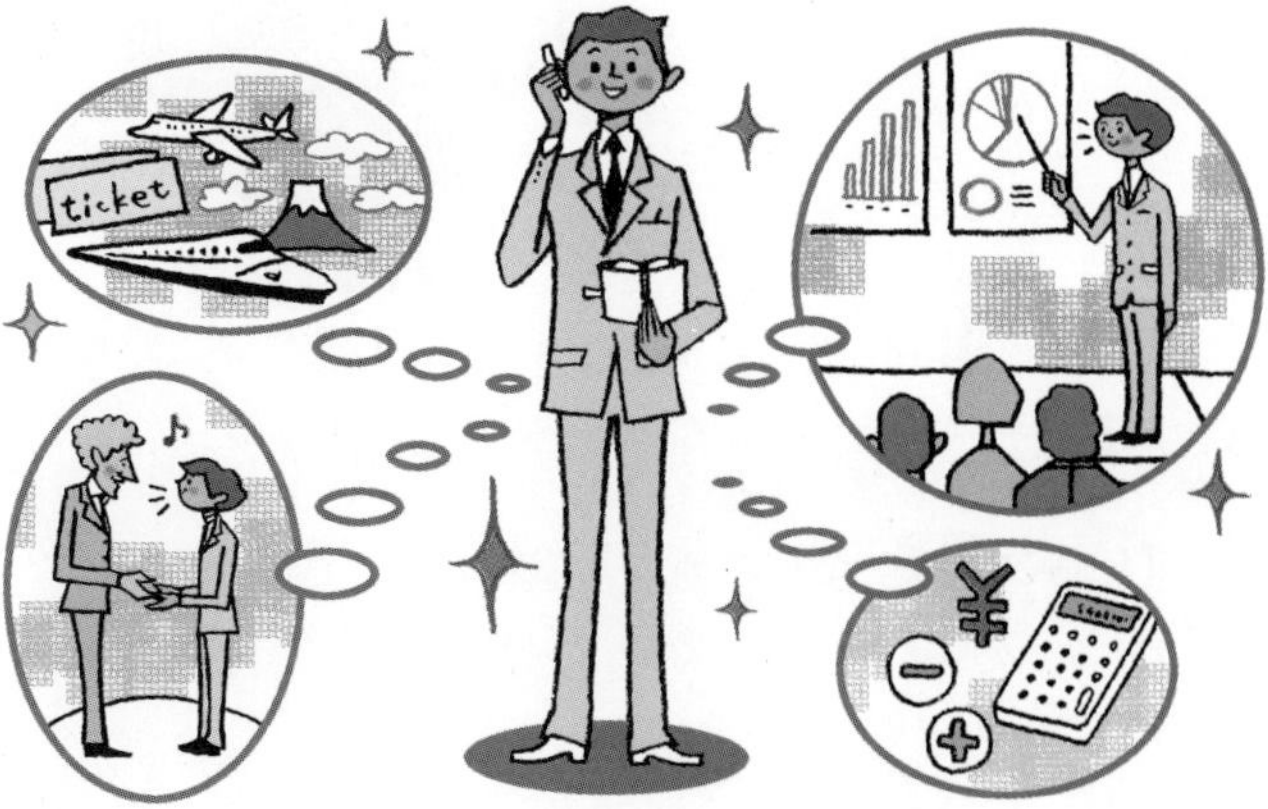

同時並行ですいすい仕事をこなす。
まさしく「できる人！」

56ページの「10音聴き分け聖徳太子の耳」は、
次の音が収録されています。

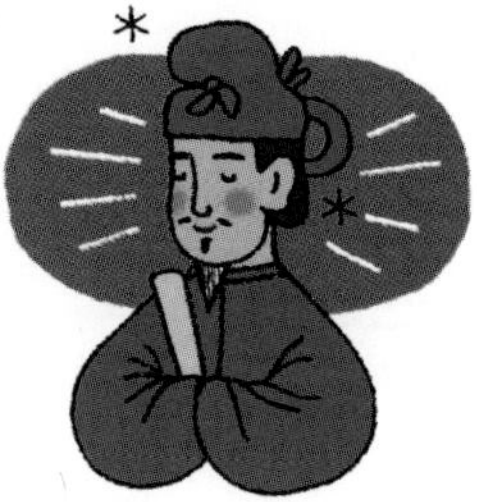

【トラック⑦】　聖徳太子の耳 4音

波音／キラキラ星／踏切／アメイジング・グレイス

【トラック⑧】　聖徳太子の耳 6音

パトカー／雨音／アメイジング・グレイス／セミ／踏切／カルメン

【トラック⑨】　聖徳太子の耳 8音

パトカー／チャイム／アメイジング・グレイス／寿限無／セミ／キラキラ星／さくら／雨ニモマケズ

【トラック⑩】　聖徳太子の耳 10音

風鈴／カノン／赤とんぼ／アリとキリギリス／平家物語／アメイジング・グレイス／鉄道唱歌／寿限無／浦島太郎／十七条の憲法

2章

「音」と「イメージ」の力で潜在能力を引き出す

「間脳」は感情や意欲、ホルモン分泌をつかさどる大切な脳の1つ。

この章では、「音」とそこから導き出される「イメージ」を使って、間脳を活性化します。

「幸せな私」をしっかりイメージできると幸せホルモンといわれるセロトニンやドーパミンが分泌され、やる気やエネルギーが湧いてきます。

イメージ力とは想像力のこと。**想像力があれば、実際に現実を創造する力（創造力）も生まれてくる**のです。

このワークのベースとなるのは、真言密教《しんごんみつきょう》の修行法である「三密加持《さんみつかじ》」。天才といわれた空海も実践していた能力開発法を現代風にアレンジしました。

ただ音を聴いて、イメージするだけ。

ある日突然、「イメージ上手」になった自分に気づくかもしれませんよ。

天才・空海も実践したすごい「能力開発法」

音がイメージを鮮明で豊かにしてくれる

「超高速モーツァルト」「10音聴き分け聖徳太子の耳」で右脳が活性化したら、今度はあらゆるイマジネーションの源である**イメージ力を強化**していきます。

市販されている脳トレグッズにイメージ力自体をアップさせるツールはあまりありませんが、真の意味で脳を鍛えるには、イメージ力の向上が不可欠です。

なぜなら、想像できないことは思いつきもしないし、思考も行動もできないから。**イメージこそ、あらゆる能力の源**だからです。

では、イメージ力を鍛えるにはどうすればいいでしょうか？

その答えは、1200年前に天才・空海《くうかい》和尚により伝えられた能力開発法**「三密加持《さんみつかじ》」**にありました。

三密加持の「三密」とは、「身《しん》（体の動き）」「口《く》（言葉）」「意《い》（イメージ）」を1つの目的に集中させる、すなわち密すること。

身とは体の動き、口は真言《しんごん》（マントラ。仏さまの言葉）、意とはイメージを唱えるという意味です。つまり、イメージと声のバイブレーションが脳を活性化させる。これが三密加持の奥義です。

本書の付録音声では、音を聴いてイメージする**「音サプリ**（付録音声⑪〜⑱）」、効果的な周波数の音を発声する**「トーニング**（音声⑲〜㉑）」、言葉のエネルギーを取り入れる**「幸せ言葉サウンド**（音声㉒）」の3つのワークを行ないます。

音、声、言葉が、あなたのイメージを、豊かで、鮮明で、臨場感あふれるものにしてくれます。いわば密教修行の現代版です。

聴くだけで「自在にイメージできる脳」に一変！

まずは「**音サプリ**」を聴いてみましょう。

「私はイメージが苦手」「想像力が弱くて」という人でも、ほんの少し音が加わるだけで、みるみるイメージが浮かぶようになります。ポイントは「音から自由にイメージする」こと。

たとえば音声⑪の「**花火**」。ドドンドーン！とおなかに響いてくる音、最後のバチバチバチ！と弾ける音。花火の光景がありありと浮かんできて、華やかな炸裂《さくれつ》するエネルギーを感じませんか？

音は、脳への最上の刺激です。聴いたときに、パッと心が明るくなったり、心の底から勇気が湧いてきたり。湧いてきたイメージに意識を合わせていくだけで、おもしろいように心の中のエネルギーも変わってきます。

「音サプリ」でイメージ脳へとシフトしていけば、「楽しそうにしている自分」がいとも簡単にイメージできるようになり、**やる気**や**ワクワク感**が生まれてきます。

イメージで「楽しい自分」を感じると、脳は本当に「楽しいんだ!」と錯覚して、ワクワク感をもたらすドーパミンや、至福感をもたらすセロトニンなどのホルモンを分泌します。

イメージをつかさどるのは右脳ですが、ホルモン分泌をコントロールする部位は間脳。間脳は脳の中心部にあり、感情や意欲をつかさどります。

逆に、「どうせつまらない」「また同じことの繰り返し」というイメージしか持てなかったら、意欲もエネルギーも湧いてきません。

最初はうまくイメージできなくても、音そのものが脳の活性化に効果的なので、何度も聴いてみてください。自由自在にイメージできる脳へと変わってきます。

空海も実践した「能力開発法」とは？

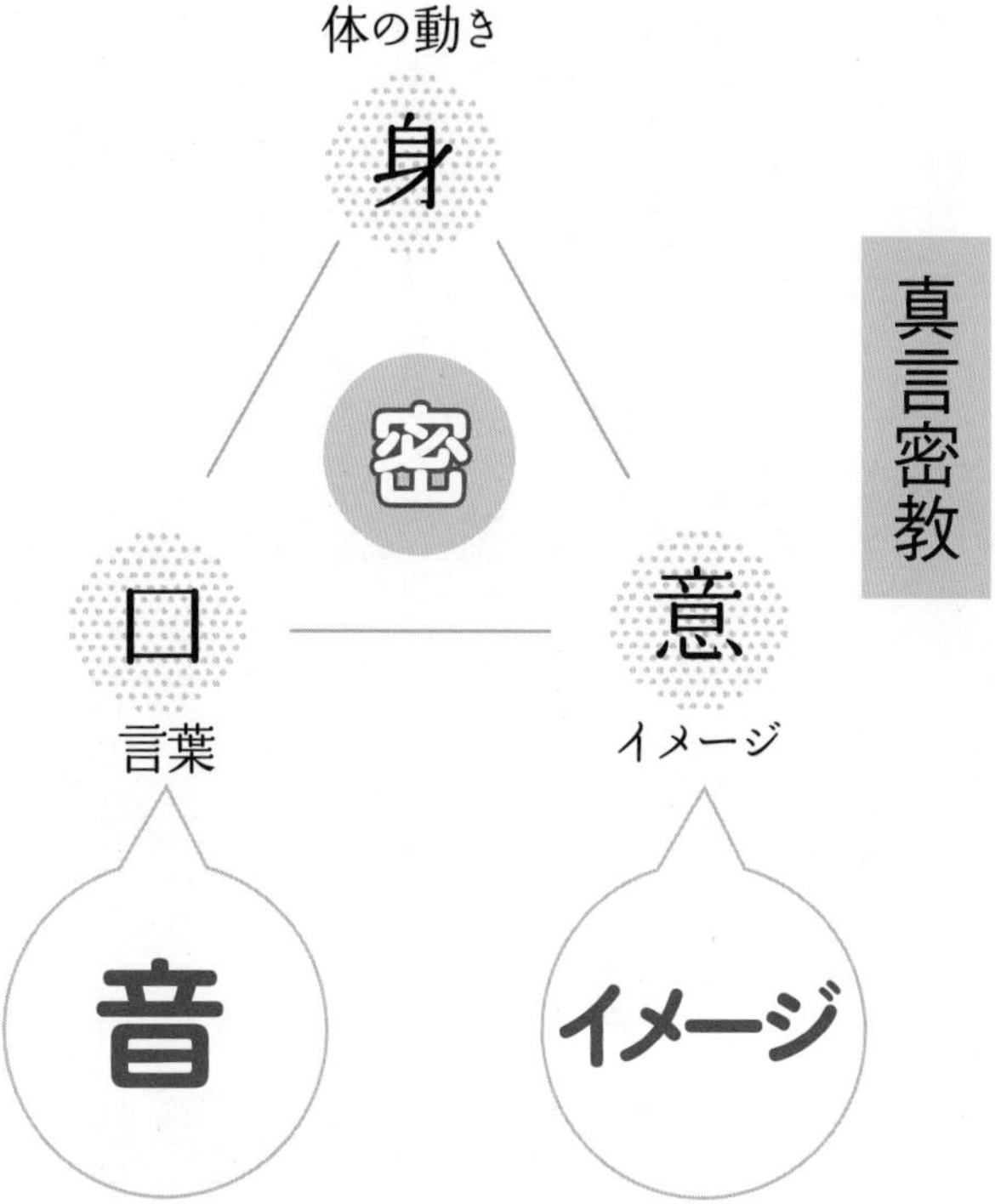

三密加持

真言密教の空海が伝えた最高の能力開発法。

次に行なうのは「**トーニング**」です。

音の正体は振動（バイブレーション）であり、それぞれ固有の周波数を持ちます。周波数については科学的な研究が進んでいますが、ある特定の周波数には、ヒーリングや生命力の強化などの効果があることがわかっています。

付録音声（⑲～㉑）で、**音叉**《おんさ》（安定した周波数を発することができるU字型の金属製の器具）が発する256Hz《ヘルツ》、384Hz、528Hzの音を聴いてみましょう。これだけでも、耳から音のエネルギーが伝わります。

さらに、音に合わせて自分の声を発してみてください。

音叉の音と声の調子を合わせる。これが「トーニング」というテクニックです。三密加持で言葉（マントラ）を唱えるのも、声のバイブレーションエネルギーによって、脳を活性化させるためです。

トーニングでは、声のバイブレーションに音の周波数エネルギーをプラスしていくので、その効果は絶大です。

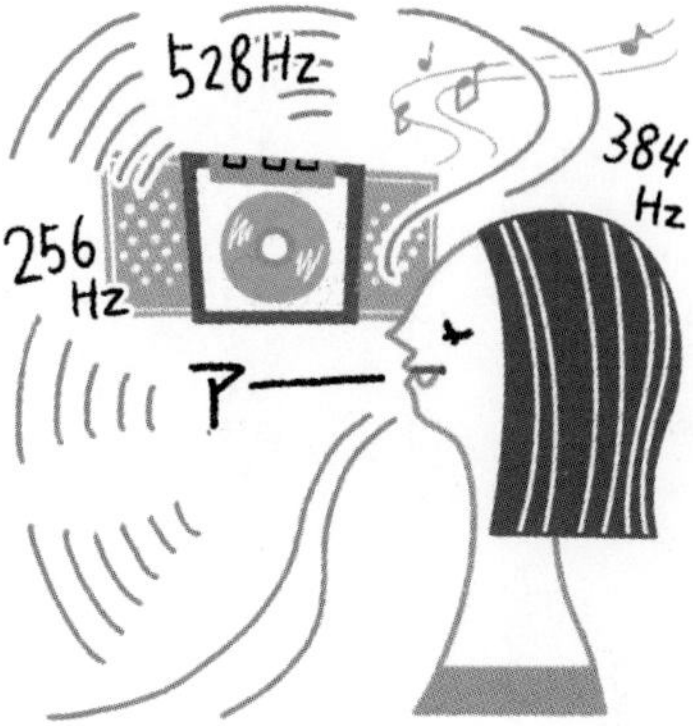

声のバイブレーションに音の周波数エネルギーをプラス。その効果は絶大！

音声㉒は「言葉」を使った「**幸せ言葉サウンド**」です。人は使う言葉の通りに生きていくもの。ここでは夢をかなえる**あなただけの「セルフマントラ」**を見つけるワークを行ないます。

短時間で脳力を引き出すことができるメソッドばかりで、しかもテクニックも鍛錬も必要ありません。

イメージの力で、ぜひ新しい扉を開いてください。

「音サプリ」――8種類の「音」で、潜在能力がぐんぐん開く！

心や脳の状態を変える力を持った8種類の音

脳を活性化させる特殊なサウンド「音サプリ」（付録音声⑪～⑱）は、すべての能力のおおもとである、**イメージ力そのものにスイッチを入れる**ためのワークです。

新しい自分、新しい未来をイメージすることで、必要な潜在能力が引き出されてくるもの。つまり、豊かなイメージ力は脳力アップに不可欠なのです。

合計8種類の特殊なサウンドを収録していますが、これらの音は、聴くだけで心や脳の状態を変える力を持っています。

意欲、集中力、幸福感を高めたり、感情、思考、行動のパターンを変えたりするのです。

80〜87ページの解説を読んで、気持ちや状況、目的に合ったサウンドを選んで聴いてみましょう。

たとえば、

仕事にとりかかる前には「**テンションアップ**」。

大きなイベントを成功させたいときは「**成功の約束**」や「**超集中モード**」。

腹を立てて怒鳴ってしまう前に「**イライラをしずめる**」

……といったように、心や脳の状態が変わるのです。

一度聴いてすぐに効果を感じるものもあれば、何度も聴いているうちにイメージが鮮明になってくるものもあります。

1曲は1分前後なので、通勤途中や仕事の合間にスマホでちょっと聴くのもいいですし、部屋でゆっくりと耳を傾けるのもいいでしょう。

音声は、ヘッドフォンやイヤフォンで聴くとより効果的です。

各2回ずつ同じサウンドが流れるので、音を聴きながらイメージしてみましょう。基本的には**音を聴いてイメージするだけですから、とても簡単**です。

コツは、音を聴いて感じるエネルギーと一体化していくこと。

気持ちが弾んできたり、逆に落ち着いてきたり、体がリズミカルに動いたり。

湧いてくるさまざまなイメージに、浸ってみてください。

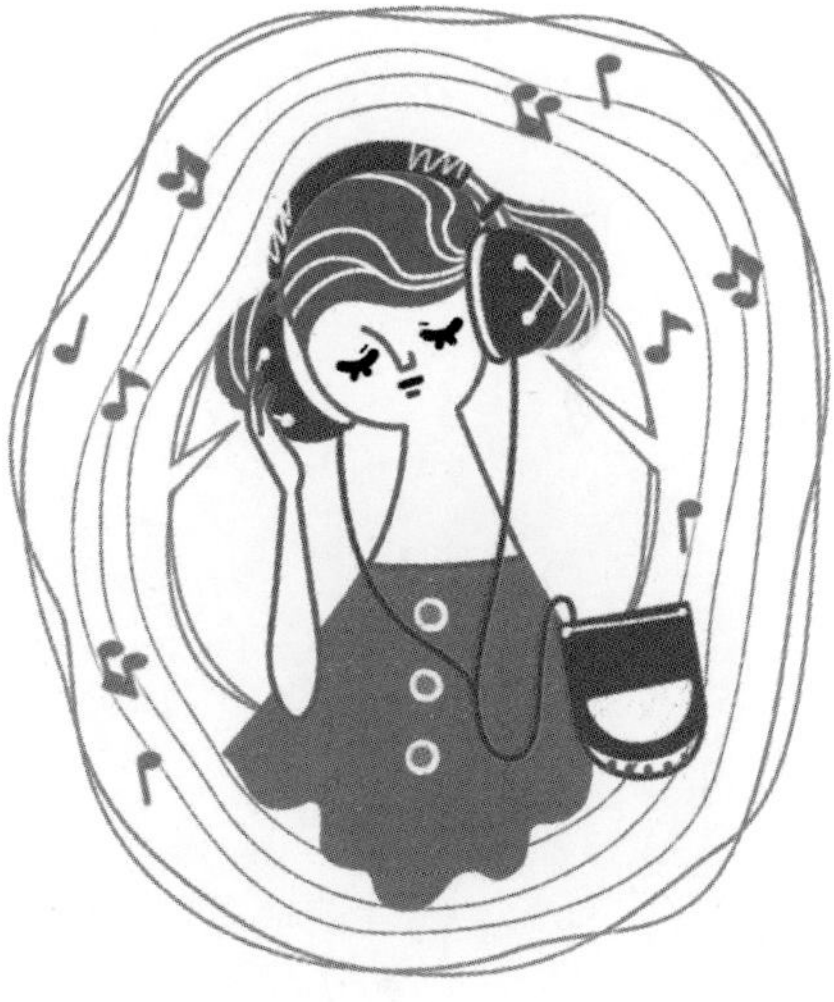

音のエネルギーと一体化するのが聴き方のコツ！

音サプリ「イメージサウンド」の聴き方

「イメージサウンド」には、自然音やさまざまな状況の音が収録されています。頭の中で鮮明にイメージを描く基礎的なトレーニングができます。

花 火 付録音声 トラック⑪

目的
- 物事が滞っているとき。
- 心身をスッキリさせたいとき。

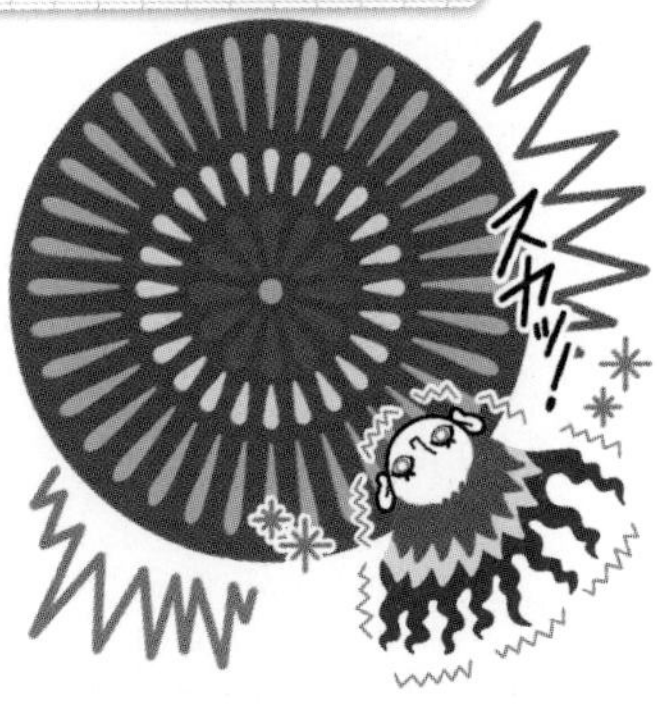

花火の華やかな炸裂するエネルギーは、体に響く音からも伝わってきます。また、最後の「バチバチバチ!」と弾ける音には、脳が喜ぶ非常に高い高周波音が含まれているといわれています。

花火のエネルギーを味わって、一気にストレスを吹き飛ばしてしまいましょう。少し大きめの音で聴くとなお効果的です。

成功の約束 付録音声 トラック⑫

目的
- 新しいビジネスを始めるとき。
- 成功させたいプランがあるとき。

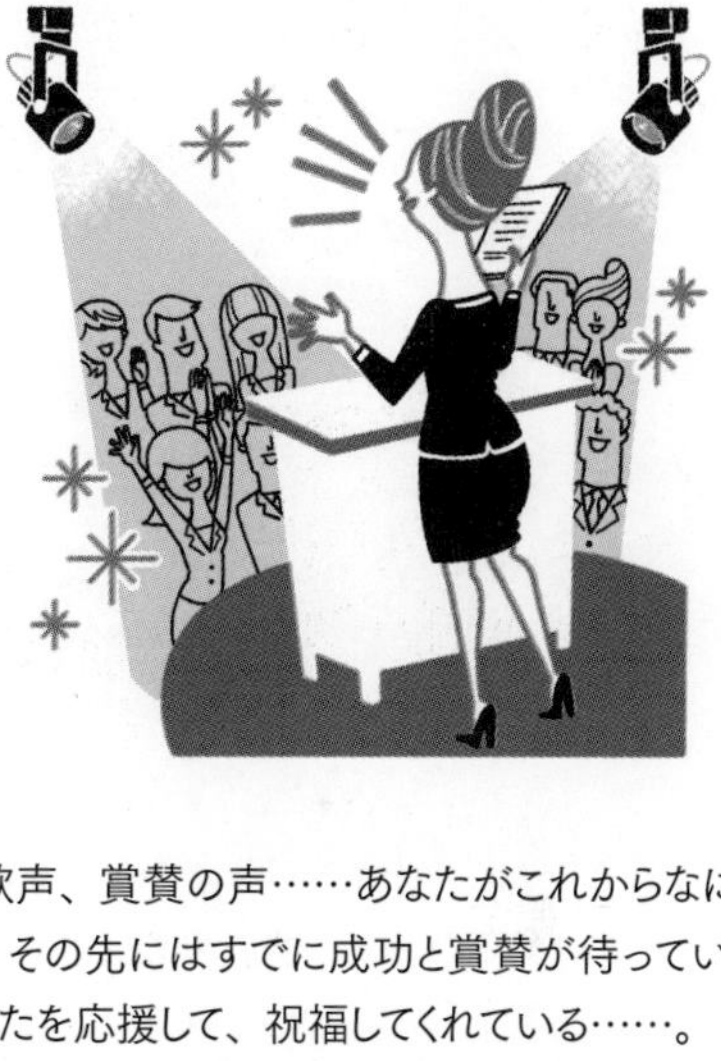

拍手や歓声、賞賛の声……あなたがこれからなにかをしようとするとき、その先にはすでに成功と賞賛が待っている。多くの人々があなたを応援して、祝福してくれている……。

この音を聴くと、そんな光景が浮かんできますね。現実に成功するためには、このイメージをあらかじめ持っていることが重要です。

「必ず成功の未来がある」とイメージして取り組みましょう。

落ち着きから安心へ　付録音声 トラック⑬

目的
・リラックスしたいとき。

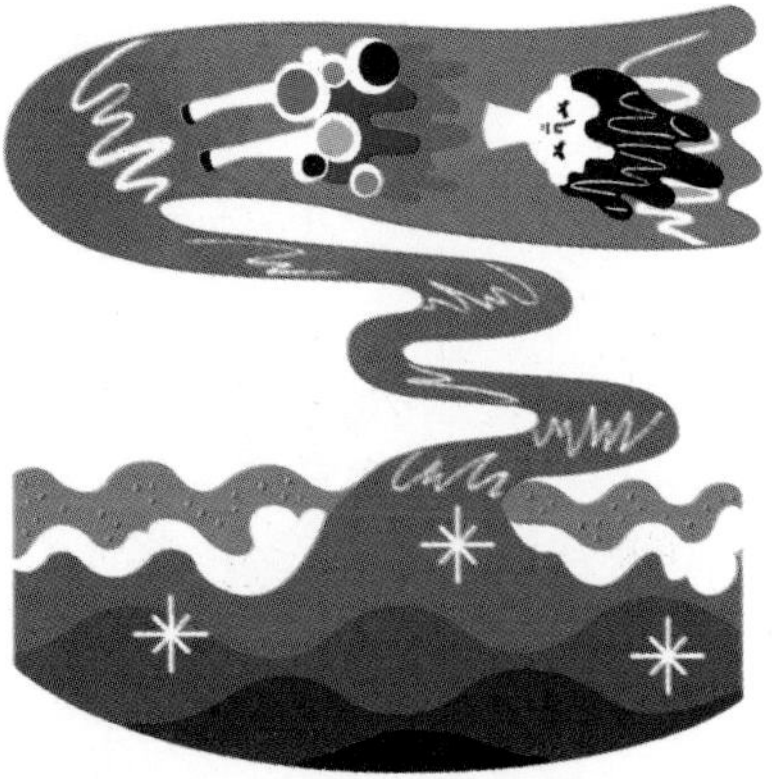

穏やかに流れる川が、やがて海へとそそいでいきます。川のせせらぎ、鳥の声、大海の流れ。自然界の循環にそって、より大きく豊かなものへと変化していきます。その流れを、自分自身の人生におきかえてイメージしてみましょう。

今は小さく細い流れの中で生きているけれど、それがやがて大海へと出て行って、より自分の存在価値や、やりたいことが広がっていく。そんなイメージを持って聴いてください。

タイムワープで未来へGO!

付録音声 トラック14

目的
・夢をかなえた自分をイメージしたいときに。

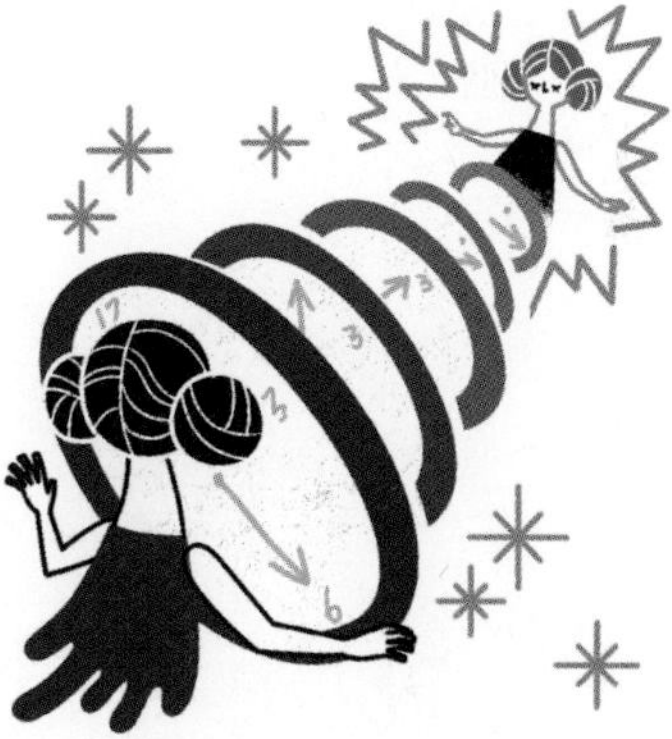

どんどん願いや夢をかなえていく人というのは、少し先の未来をリアルに思い描いているという特徴があります。まるでなりたい自分にワープしていくかのようです。

未来の自分をイメージしにくい人は、このサウンドを利用して、夢をかなえた自分に会いに行ってみましょう。

望むべき未来、夢をかなえた自分に出会うことで、思いつかなかったひらめきや直感、情報、やり方などがどんどん心の内側から湧き上がってきます。

音サプリ「ブレインサウンド」の聴き方

音そのものが持っている特性によって、頭の中、すなわち脳の状態を機能的に変えていくのが「ブレインサウンド」。音の高低やリズムが、自然に最適な脳の状態へと導いてくれます。

光のシャワー　付録音声 トラック⑮

目的
- どんなときも使える万能イメージ。

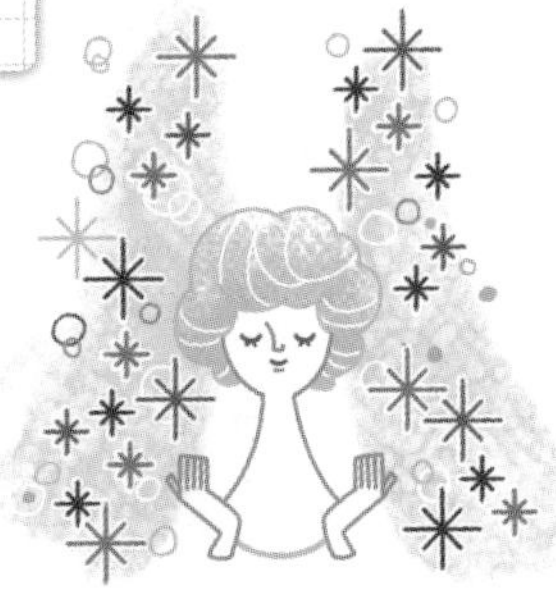

天高くからキラキラキラ、純粋無垢な無限の光が降ってきます。ありとあらゆる幸せが天から降り注いできて、幸福感に包まれる。そんな自分をイメージしてみましょう。

光の粒子が頭のてっぺんから体の中に入ってきて、肉体的な疲れ、精神的な不安や恐れが足の裏からスッと流れ出ていってしまう。病気の部位が光のシャワーを浴びて治る、宝くじが当たって喜ぶ自分が光に包まれているなど、いろいろなイメージをしてみてください。

テンションアップ　付録音声 トラック16

目的
・仕事にとりかかるとき。

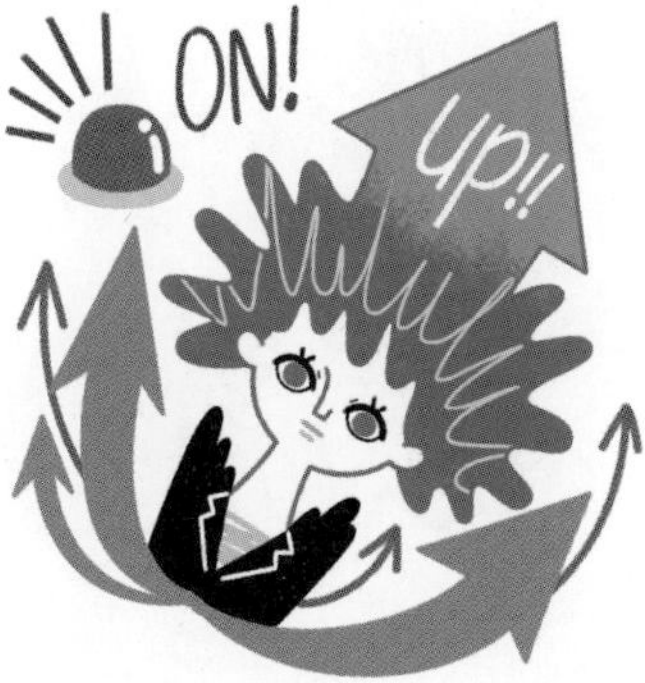

月曜の朝、「はあ、また仕事か……」とため息。これでは能率も上がりません。あなたのテンションを、一気に活動モードに切り替えてしまいましょう。

徐々にアップテンポになってくるこの曲を聴くだけで、おもしろいようにあなたのやる気もグングン上がってきます。何事も始めが肝心、一気にスタートダッシュをかけて仕事に取り掛かりましょう。コーヒーやスタミナドリンクよりもずっと効果的です。

イライラをしずめる　付録音声 トラック17

目的
- 怒りの感情をコントロールしたいとき。

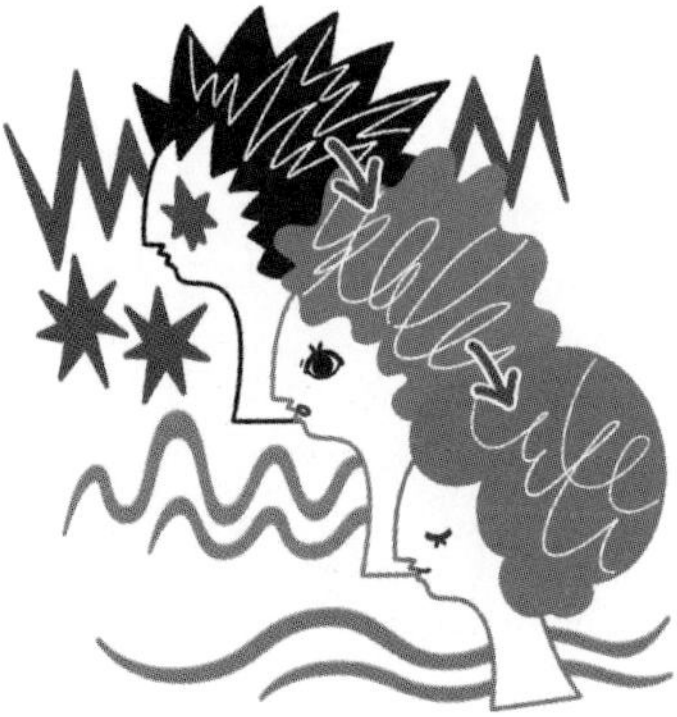

日常生活ではイライラすることがどうしても出てくるもの。感情を爆発させてしまう前に、上手に気持ちを落ちつけましょう。

この曲は、大きく乱れてしまった心のリズムをしずめてくれるサウンドです。ダウンするテンポに合わせ、イライラの波が静かになっていくイメージをしてください。心のトーンが落ち着いてくるのがわかるはずです。

超集中モードにスイッチオン

付録音声 トラック18

目的
・仕事、勉強など、目の前のことに集中して取り組みたいとき。

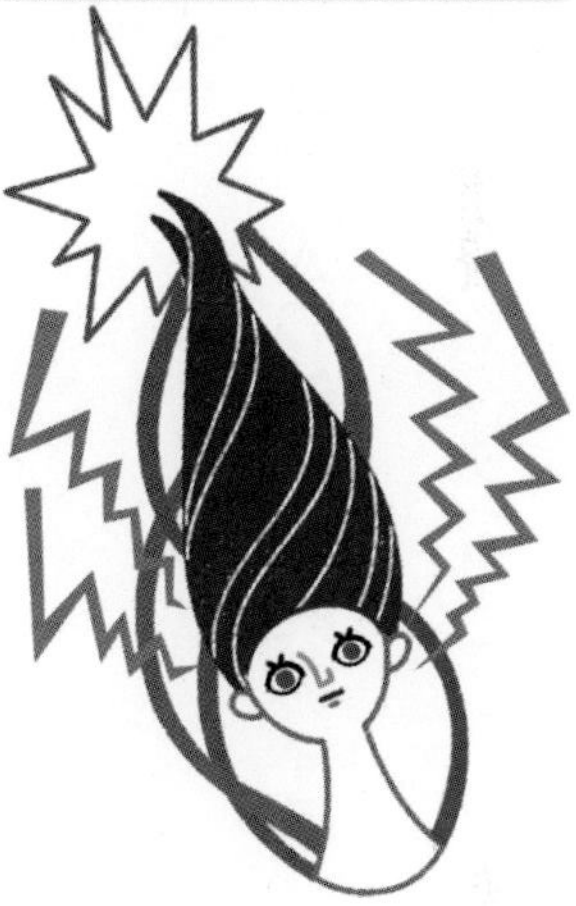

脳力アップには集中力が不可欠です。「ギュイイイン!」とあたかもなにかがのぼりつめていくようなサウンドは、聴いているだけで散漫だった意識が一点に集中していきます。脳の中のエネルギーが急上昇するようなイメージで聴いてみてください。

並はずれた集中力、とぎすまされた感性と直感力が目覚め、いつでもどこでも超集中モードになれます。

音の持つ不思議

「倍音」はなぜ体にいいの？

音楽家　坂口博樹

倍音の豊かな波動が人の体にも共振する

音の正体は振動です。しかし、1つの音が、1つの振動数しか持たないというわけではありません。

以前、ラジオの時報で使われていた「ポッポッポッ、ピー」のような機械音は振動数が1つだけですが、自然界の音には1つの音でも必ず複数の振動数が含まれています。

たとえば弦楽器の場合、弦の長さが音の高さの基本になります。しかし実際に奏でてみると、基本の振動とともに、それより高い振動がたくさん生まれているのを感じることができます。海の波が、大小のうねりで1つの波になるのと似ています。

基本の振動を基音といい、基音の2倍、3倍と高くなる振動数の音を「整数倍音」といいます。

整数倍音とは割り切れる音、調和する音です。それに対して割り切れない倍音は、非整数倍音といいます。倍音は、大きな響きに対する、小さくてより高い響きとして感じることができます。

倍音は共振で作られていくため、倍音が豊かに含まれているということは、音の共振効果が強いということ。その共振する波動は、私たちの身体にも、波として伝わってきます。つまり豊かな倍音を含んでいる音は、私たちの体に対しても、共振する力が強いのです。

日本語の「母音」には体に響く倍音が豊富

モーツァルトの楽曲を心地よく感じるのも、豊かな倍音が理由のひとつでしょう。

脳の活性化に効果的といわれるモーツァルトですが、ハーモニゼーションが高めのところにある曲が多くあります。そのため高い倍音が生まれ、必然的に**体によいといわれる高周波も多くなっています**。

また、低い音にはより豊かな倍音が含まれていますが、モーツァルトはそのバランスもすばらしいのではないかと思います。

ただし、倍音はたくさん含まれていればいいというものではありません。ランダムな倍音、あまりに強すぎる倍音は不快な音になります。たとえば、工事の騒音やガラスを強くこする音などです。

その点、日本語の母音「アイウエオ」には、共振性の高い倍音が入っていま
す。「アー…」「イー…」と発声したとき、楽器と同じような規則的な倍音にな
り、より体に共振しやすい音になります。

実際に発声してみると、共振共鳴する感じがよくわかります。

「アー、アー、アー」とだんだんと低くしながら発声してみてください。体の中で、響く箇所もだんだん下になってきませんか？

倍音を響かせることで、体、血管、器官それぞれが、音によって共振共鳴する。それが心身によい影響を与えるのだと考えられます。人工的な騒音に囲まれた私たちは、あえて聴覚を使わなくなってきています。耳は振動を支配し、脳と直結する部位です。

現代人にとって、聴覚を鍛えることは、より重要になってくるでしょう。

声の振動で心と体をゆったり癒す！「トーニング」

自分の声でものや場を調整していく

超脳トレ法の中でも、非常に実践的なワークがこの「**トーニング**」（付録音声⑲〜㉑）。トーニングとは、色調や音程のトーンを合わせる、つまり調子を合わせて整えていくという意味です。

ここでは、**声のエネルギーを使い、精神状態や体調を整える方法**のこと。心身の調子にとどまらず、場の雰囲気や食べ物の味といった、従来変えられないと思っていたものも、トーニングによってバランスの取れた自然な状態に戻すことができます。

「超高速モーツァルト」「10音聴き分け聖徳太子の耳」「音サプリ」では、聴覚からの刺激で脳を活性化していきましたが、トーニングではさらに声を使います。

声は振動によって伝わりますが、その振動音には2種類あります。1つは音声として外側から聴こえる「気導音《きどう》」。もう1つは自分の内側からダイレクトに脳に伝わってくる「骨導音《こつどう》」です。

気導音は、空気が振動して耳の外から伝わる音なので、陰陽でいう「陽」。骨導音は、声帯の振動が自分の体の骨や体組織を伝わってくる内なる音なので、「陰」です。

つまり声を出すということは、陰と陽の振動エネルギーを統合して、同時に脳に送ることができる、**最高の全脳活性法**なのです。

たとえば多くの宗教で、マントラやお経、コーランや讃美歌などを唱えるのも、声を出すことで神聖なエネルギーやさらなる能力を引き出すためです。

また、音はそれぞれ固有の周波数を持っています。周波数が与える影響については近年研究が進んでおり、特に256Hz、384Hz、528Hzの周波数には心身を整える効果が強いといわれています。

付録音声には、この**3つの周波数の音叉《おんさ》の音を収録**しています。音叉とは、安定した周波数を発することができるU字型の金属製の器具。おもに楽器の調律などに使われます。

256Hz、384Hz、528Hzの音叉の音を聴いてみてください。これだけでも、耳から音のエネルギーが伝わります。

さらに、それぞれの周波数に、自分の声のトーンを合わせて発声してみましょう。

アー……

ウー……

エー……

周波数エネルギーによる効果とは?

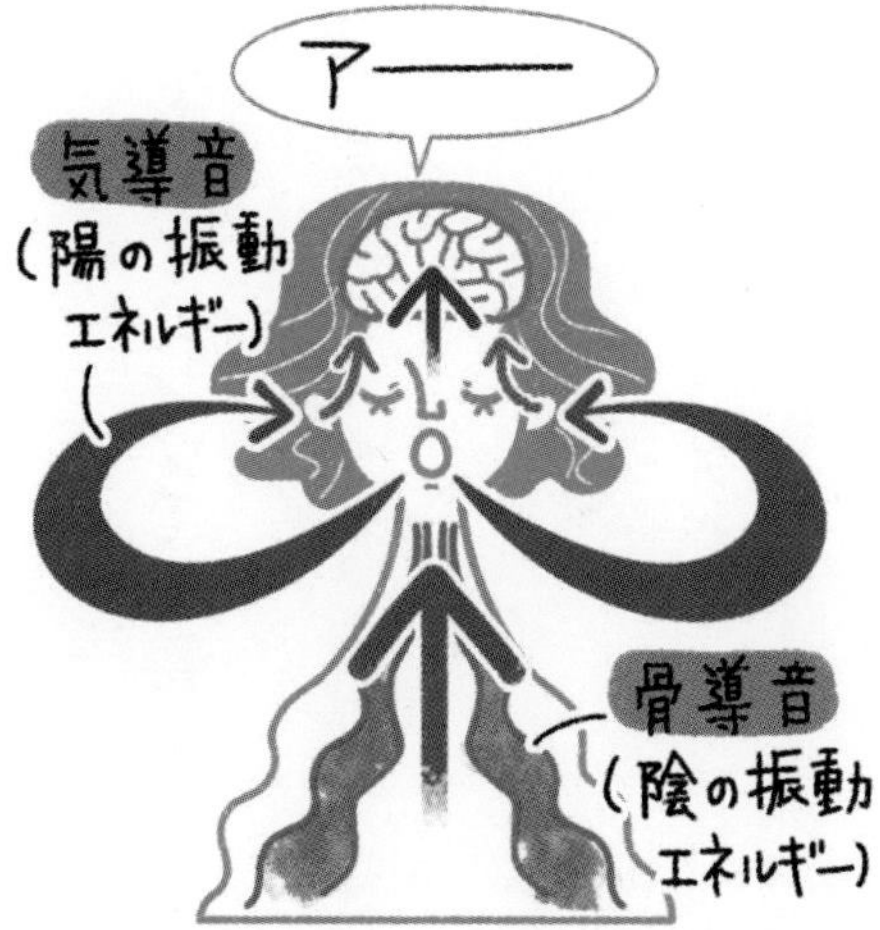

256Hz

生命力、体力、行動力、バイタリティ、自立心、リーダーシップなどを強くする。第1チャクラを活性化する。

384Hz

自己表現、芸術的才能、説得力などを高めていく。

528Hz

ソルフェジオ周波数といわれる特殊な音階のひとつで、傷ついたＤＮＡを修復させる働きがある。

音叉の音を聴きながら、実際に耳に響いてくる音と、同じような声を出すことで、周波数エネルギーの持つ効果を自分の中にコピーすることができます。

体の痛みもトーニングで改善

このとき、発声には日本語の母音「アイウエオ」を使います。可能ならば大きな声で、母音をできるだけ長く伸ばし、音叉の音にトーンを合わせていきましょう。

母音を使うのは、母音の持つパワーを取り入れるため。**声のエネルギーが最も強いのが、じつは日本語の母音**です。母音の発声は、バイブレーションも強く、倍音の響き（91ページ参照）も豊か。さらに、それぞれの母音には違ったパワーが宿っているとされています（次ページ図参照）。

発声は、好きな母音のどれを使ってもいいし、いちばん欲しいエネルギーを

「母音」には最も強いエネルギーがある！

母音の「ア」「イ」「ウ」「エ」「オ」に宿るパワー

ア 新たな始まり、扉を開く、拡大する、現れる、天の空間

イ 命、息吹、意志、生きる、入る、行く、集中する、収束する

ウ 生み出す、受け入れる、浮上する、姿を現す、引き出す

エ 分け隔てる、防ぐ、芸術性、発展、成長、明晰

オ 大らか、丸い、安定、大きな、維持、太い、充実

参考資料：『倍音パワー活用法』（シンコーミュージック・エンタテインメント）

補う母音でもいいでしょう。

たとえば仕事に集中したいときは集中力を高める「イ」、心を落ち着かせたいときは大らかさや安定を意味する「オ」など。「イェー」や「ウォー」と混ぜてもかまいません。

また、発声するときの音程は上でも下でもかまいません。低い音階が出しにくいときには、オクターブ上でも効果は同じです。

最初はうまく声が出なかったり、息が続かなかったりしても、徐々に長く出るようになっていくのでだいじょうぶ。

トーンが合っているかどうかわからないときは、自分の声と音叉の音がいっしょに響いているかどうかで判断しましょう。

きっちり周波数が合っていないと効果がないというものではないので、音叉と声が共鳴して響いてくる感覚があればOKです。

朝の習慣として行なえば、**1日がパワフルに過ごせます**し、体調が悪い、やる気が出ないというときには格段の効果を発揮します。

また、慣れてきたら、今度は自分の声だけで、さまざまなものをトーニングしてみましょう。

たとえば、体の痛みには、傷ついた細胞を修復する効果がある528Hzでのトーニング。

筋肉痛や二日酔いの頭痛などは、528Hzで「ウー…」とトーニングしてみてください。効果てきめんです。

トーニングのすばらしいところは、心身の調子に限らず、場の雰囲気やぎくしゃくした人間関係なども整えられること。

次ページからは、さまざまなトーニング活用法について、さらに解説していきます。

集中したい、人間関係を改善したい……トーニング活用法

トーニングには、無限のバリエーションがあります。自分や他人の体調を整えるだけでなく、人間関係を円滑にしたり、職場などの空間の気の流れをよくしたりすることにも使えます。

自分の声で行なうトーニングの利点は、道具もなにもいらないだけでなく、ボリュームの加減が簡単にできること。大きな声でパワフルに影響を与えることもできれば、会社のトイレなどで、小声で行なうこともできます。

特定の周波数を意識する必要はありません。自分が望む状態のイメージをしっかり持ちながら、気を込めて発声することが大切です。

トーニング活用法① 集中したいとき

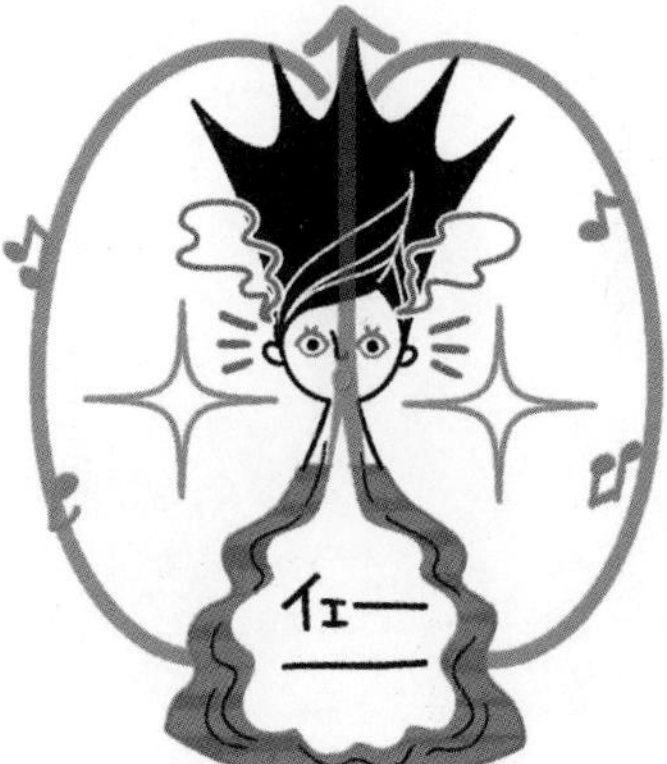

なにかに集中して取り組みたいとき、私がよく行なうトーニングで、効果抜群です。
「イ」と「エ」を混ぜた「イェー」を自分の頭の内側に響かせるように発声しましょう。20 秒ほどたっぷり息（意気）を送ると、頭がスッキリと冴え渡ります。

トーニング活用法② 人間関係の改善

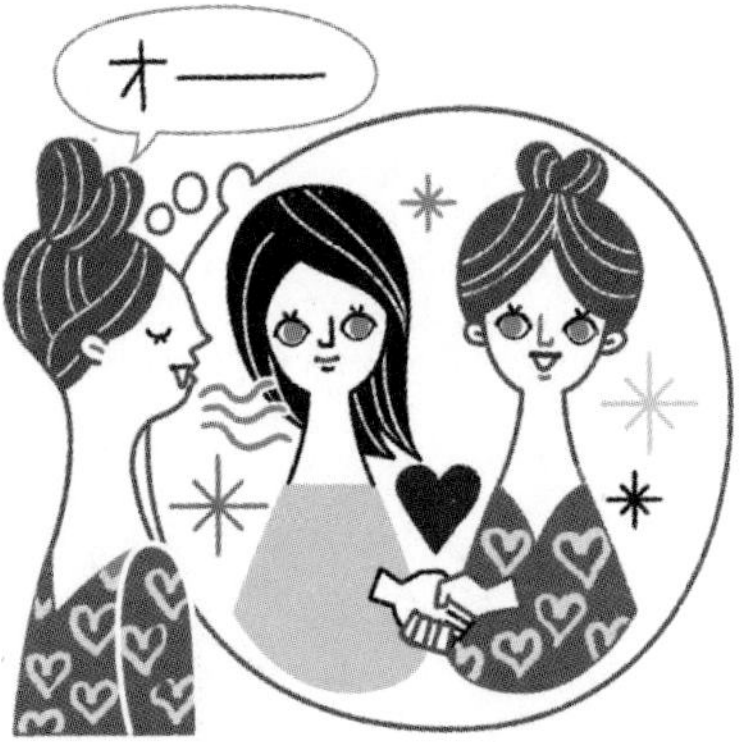

人間関係がぎくしゃくしているときは、人の気持ちをなごませるトーニングを行ないます。

これには安定感や大らかさをつくる「オー!」がいいでしょう。対象となる人に直接発声するわけにはいきませんから、相手や自分をイメージしながら行ないます。その後はおもしろいように、人間関係がなごやかなものに変わっていきます。

トーニング活用法③ 空間をトーニングする

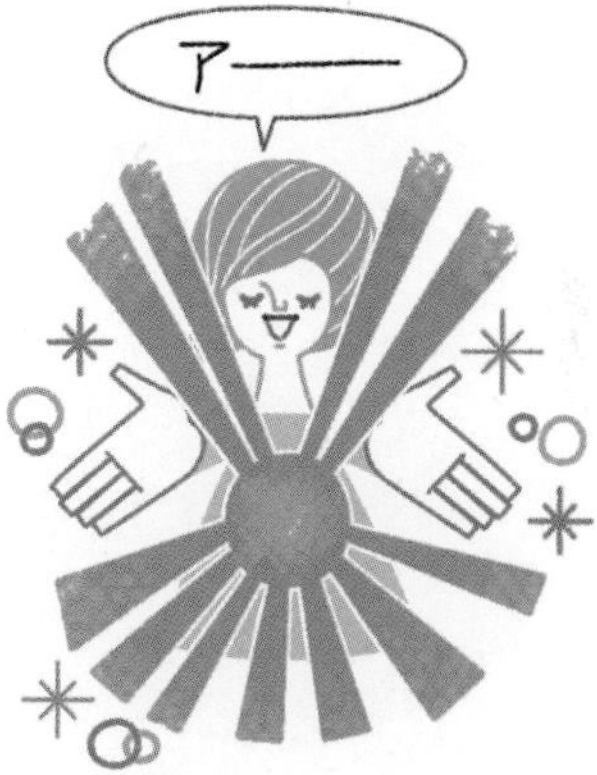

たとえば、職場などの雰囲気が悪い場合。職場を居心地のよい場所へと変えたい、現状を打破したいというときは、開放感のあるポジティブな「ア」の音を、出しやすい音階で発声してみましょう。

両手を大きく開き、胸のあたりからパーッと光が放たれるイメージで、「アー!」。職場にいても、離れた場所で職場をイメージしながらしてもかまいません。

トーニング活用法④ 冷え取り

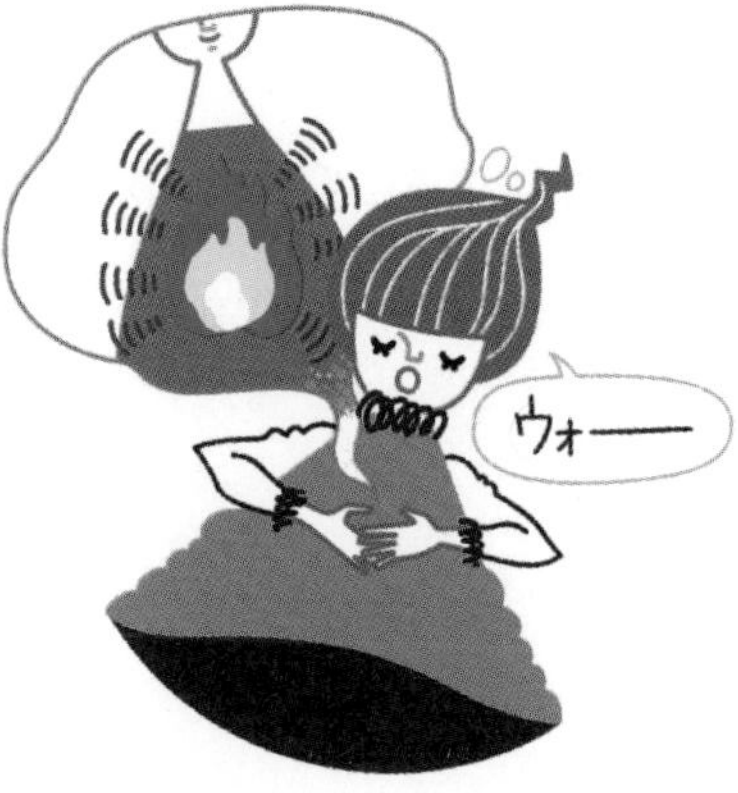

冷えの解消にも声のエネルギーが使えます。

お腹が冷えた場合は、お腹に向けて「ウォー」と発声します。お腹がグーッと温まって、心地よくなるイメージをしましょう。

声の音階は、「温かくなるイメージ」に自分がいちばん近いと思えるもの。このとき、口から出た声のエネルギーを下腹あたりに手を当てて手で導くように添えましょう。自分はもちろん、人にやってあげることもできます。

トーニング活用法⑤ 飲み物をおいしくする

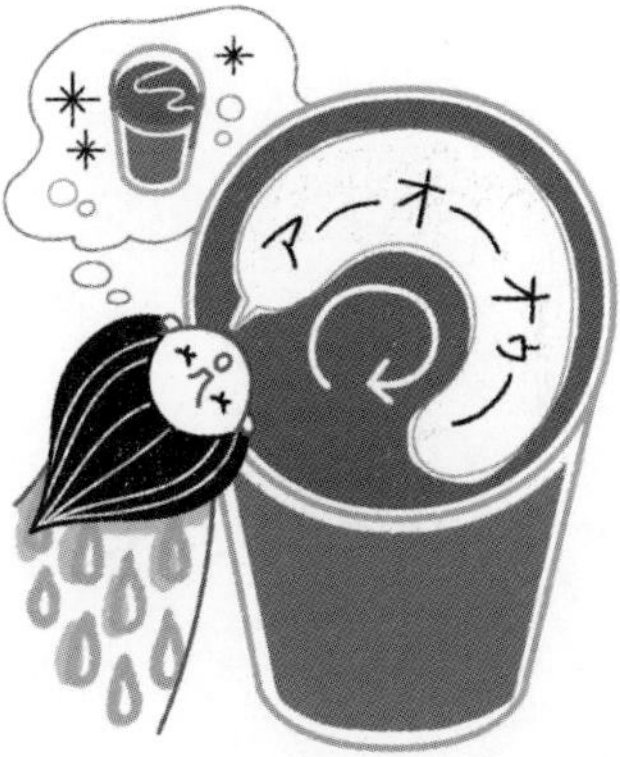

まず、コップの水をひとくち飲んで、味を覚えておきます。次に最高にまろやかな味をイメージながら、私の場合は「アーオーオゥー」などの声のバイブレーションを、上から見て右周りに水に溶け込むように発声します。すると直後には、まろやかでおいしい水に変わっています。

日本酒やワインやウイスキーなどは、深いコクのある味に変わります。ただし、ビールなどの炭酸類はキレがなくなるのでご注意を。

トーニング
活用法⑥

痛みを取る

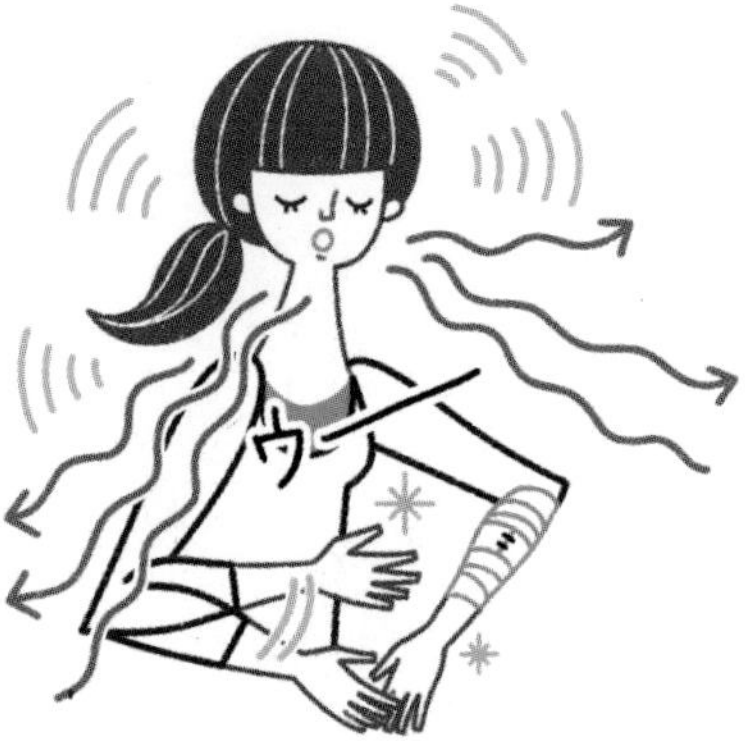

体の痛みを取るときは、痛い部位に向け、528HzのDNAを修復させる周波数エネルギーを浸透させ、痛みがなくなっていくイメージで行ないます。

姿勢や時間などのやり方は、すべて自由です。イメージはキラキラの光のシャワーを使ってもいいし、実際に手で痛みの塊を取り去る動作を加えてもいいでしょう。

トーニング活用法⑦ ペットをなごませる

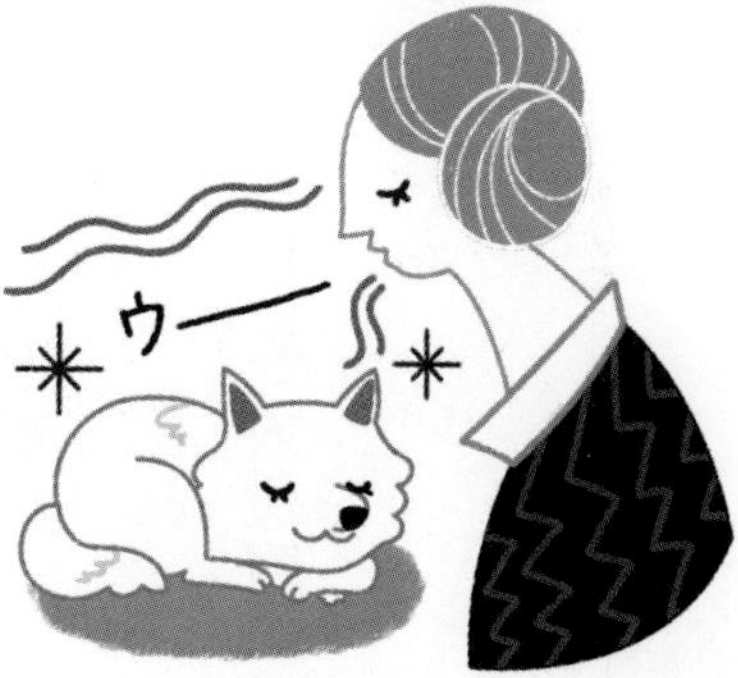

トーニングはペットを落ちつかせるのにも使えます。やさしい気持ちで、「ウー…」と静かにトーニングしてあげましょう。リラックスして、おとなしくなります。

「幸せ言葉サウンド」を聴くと「幸せホルモン」がどんどん出る！

言葉は生き物や植物に多大な影響を与えている

日本には古来「言霊信仰《ことだましんこう》」がありました。言葉そのものにエネルギーが宿っているという考え方で、人が発する言葉はとても大切に扱われてきたのです。

ふだんあなたが使っている言葉が、あなたの心、あなたの人生を左右します。

ポジティブな言葉をよく使う人はポジティブな人生を歩み、ネガティブな言葉ばかり使う人は、ネガティブな人生を歩む――。

人間は、**自分の使う言葉どおりの人生を歩む**のです。

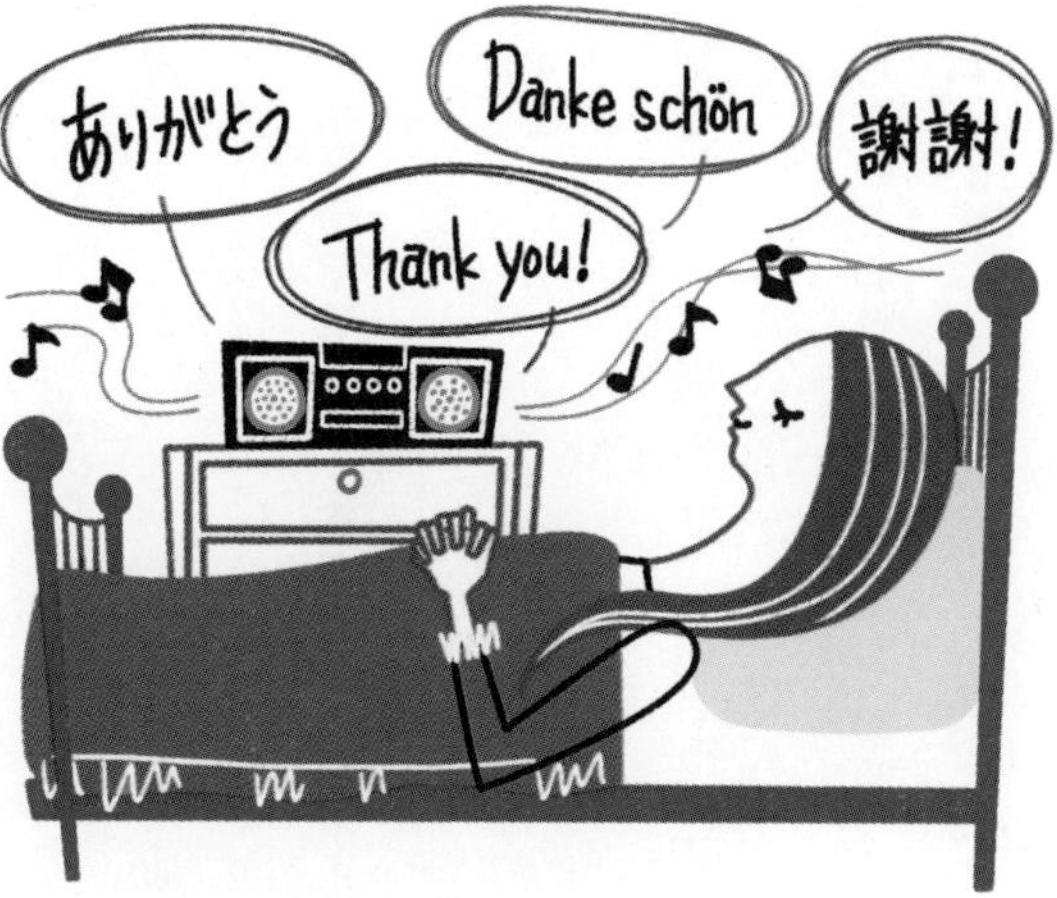

寝る前に聴くと心地よい安心感があり、ぐっすり眠れる。

また、実際に言葉が私たちの脳に与える研究について、科学的な研究も進んでいます。

「ありがとう、感謝します」といったプラスの言葉を使うことにより、その言葉が持つ「快」のイメージ情報が脳に伝わり、セロトニン、ドーパミン、エンドルフィンといった**幸福感やワクワク感をもたらすホルモンが増える**といわれています。

言葉が物質や生き物に与える影響について、カイワレ大根を用いた実験を紹介しましょう。

カイワレ大根の種を入れた容器に、「ありがとう」「バカ」「……（無視）」というまったく異なる3つの言霊をかけたのです。

7日後の結果は写真のとおり（117ページ参照）。「ありがとう」と声をかけたカイワレ大根は、いちばんよく発育し、辛味も少なくおいしく食べられました。

「バカ」と声をかけたカイワレ大根は、一見して「ありがとう」と大差ないように見えました。ところが、味はピリピリの激辛でおいしくなかったのです。なんの声もかけなかったカイワレ大根にいたっては、全体の4割が発芽もせず、成長も悪く元気もありません。味も、辛いうえに苦みも強く、まったくおいしくありませんでした。

この味の違いこそ、重要です。エネルギーは、見た目以上に中身（味）に宿るのです！

また、生命にとって、**無視をされるということが、いかに大きなマイナスか**ということもわかります。

幸せ言葉サウンドを聴いてみよう

耳から入る言葉の質がいいものであれば、口から出る言葉も態度も自然にいいものへと変わっていきます。

付録音声の「**幸せ言葉サウンド**」を聴いてみましょう。

幸せ言葉サウンドは、世界中の「ありがとう」を収録したもの。15カ国の言葉で、「ありがとう」のエネルギーが入ってきます。

英語、フランス語、ポルトガル語……意味ははっきりわからなくても、その**言葉に含まれる幸せのフィーリング**というのは伝わってくるのではないでしょうか？　異国の言葉でも、私たちの中に響いてくるのは同じ幸せのエネルギーです。

BGMとして流してもいいし、夜寝る前に聴いてもいいでしょう。心地よい安心感が得られ、自然と「ありがとう」といいたくなる日々に変わります。

真言密教を伝えた空海の言葉に「すべての言葉、真言ならざることなし」という言葉があります。どんな言葉でも使い方しだいで、真言（マントラ）のような、仏や菩薩の教えを秘めた聖なる言葉のエネルギーが宿るという意味です。

「セルフマントラ」を作ってみよう

作り方

① 夢や目的を具体的にイメージする

（例）◆恋人とハワイで海外ウエディング　◆英語を駆使して国際的に活躍　◆病気が治って、念願の海外旅行を楽しんでいる　◆志望校に合格

大きな夢でも、少し先の未来でもかまいません。

② セルフマントラを作ります。夢が実現したとき、思わず口に出る言葉を考えます

（例）◆「やった!」「最高」「受かった」「できた」「大成功」

　このとき大切なのは、「成功したい」ではなく「成功!」「成功した」という完了形の言霊を使うことです。「～したい」という願望形の言霊は、「願っている自分」をかなえてしまうので、いつまでたっても願望は実現しません。「やせたい」ではなく、「スタイル抜群!」、「元気になりたい」ではなく「元気元気!」が有効な言霊です。

あなたの夢がかなったとき、思わず口にしている言葉はなんでしょうか？

「よかった！」「最高！」「やったー！」などでしょうか？

この言葉を、口グセのように、マントラのようにふだんから唱えてみましょう。これが**言葉のエネルギーを願望実現に向けて使うセルフマントラ**です。

簡単ですが効果は抜群、ツイていない人をツイてる人に変える最も手軽で効果の高い方法といえるかもしれません。

セルフマントラとは、いわば願望を1つの言葉に結晶化させる作業です。ちなみに私もいくつかのセルフマントラを使っています。「よしっ！」「すべて順調！」「だいじょうぶ」「やった！」などなど。

また、嫌なことがあったときは無理に前向きの言葉を用いる必要はありません。そんなときは、「これも過ぎゆく」「なんとかなる」と口にするだけで元気になり、どんどんチャレンジしていこうという気分になりますよ。

願望がつぎつぎ実現する「セルフマントラ」

◆万能セルフマントラ

「ありがとう」「よかった」「幸せ」
「大好き」「ツイてる」「楽しい」

◆悩み、問題を解決したい

「だいじょうぶ」「なんとかなる」
「これも過ぎゆく」「調和」「落ち着いた」

◆目標を達成したい

「うまくいった！」「大成功！」

◆魅力的な女性になりたい

「素敵」「キラキラ」「私、最高！」

◆経営者として成功したい

「すべて順調」「わが社は最高！」

◆優しいお母さん、お父さんになりたい

「大好きだよ」「生まれてきてくれてありがとう」
「宝物だよ」

◆アンチエイジングに

「元気」「今日も冴えてる」

「フレッシュ！」「いきいき」

「ありがとう」「バカ」「……（無視）」かける言葉で成長に差が！　カイワレ大根の言霊実験

やり方

1 3つの別の容器を用意し、水で湿らせた脱脂綿を敷く。

2 それぞれカイワレ大根の種を数十粒ずつくらい、同じ数だけ蒔く。

3 朝、昼、晩の3回、毎日決まった時間に、約1分間、それぞれ別の言霊「ありがとう」「バカ」「……（無視）」をかける。

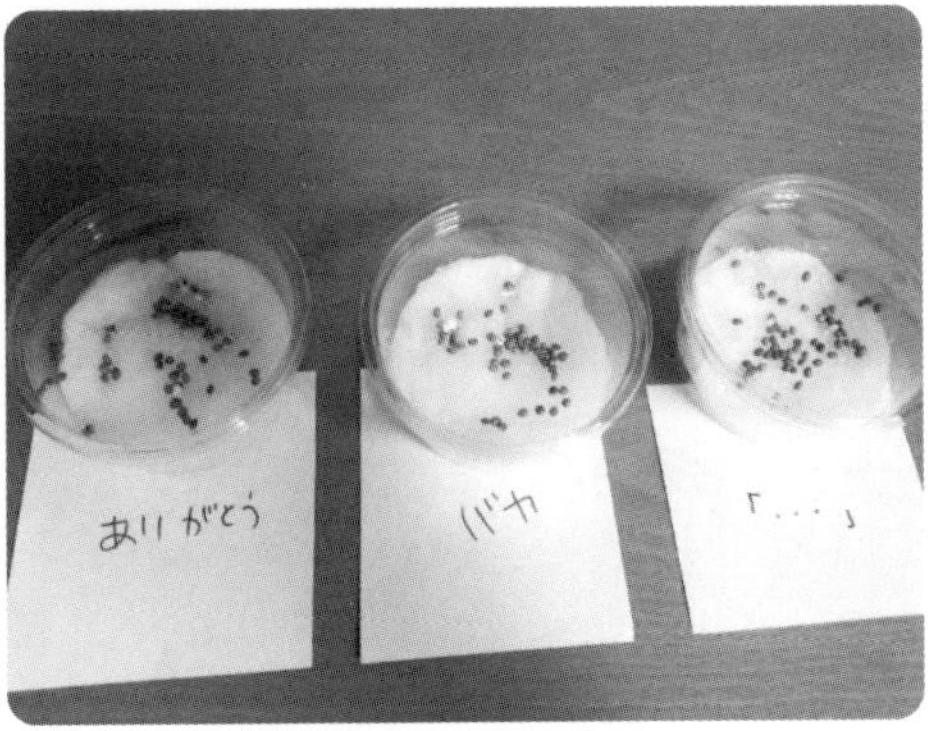

言霊の力を実際に感じてもらうためにおすすめなのが、カイワレ大根を使った言霊実験です。

右ページの写真は2日目、芽が出始めたところ。すでに、なにも声をかけなかったカイワレ大根は発芽率がよくありません。

1週間後の結果は下のとおり。差は一目瞭然です。

「バカ」の発育がよいのは、悪い言霊であっても、それも声のエネルギーだからでしょう。無視されたひょろひょろのカイワレ大根は、たとえ植物といえども、生命は与えられる言葉のエネルギーに影響を受けることを表しています。

7日目

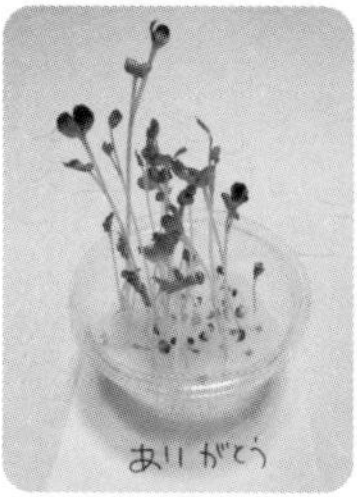

「ありがとう」

最もよく発育した。味は辛味も少なく、さわやかでおいしい!

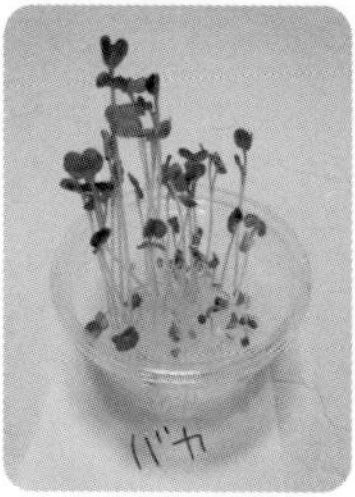

「バカ」

発育は「ありがとう」と大差ないくらいによいが、味はピリピリして辛く、おいしくない。

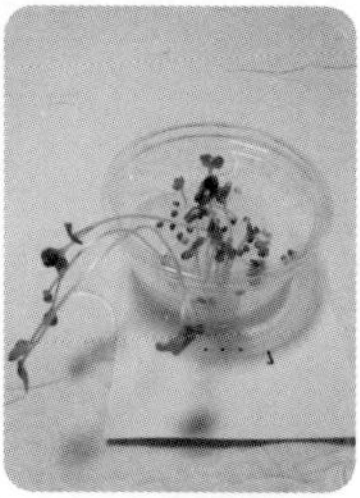

「……(無視)」

全体の4割が発芽しなかった。成長が悪く、元気がない。味は辛味、苦味が強く、食感が硬くておいしくない。

3章

『「残り97%の脳」が目覚める音声』のすごい活用法

本書の特別付録『**「残り97%の脳」が目覚める音声**』は、聴き流しても、集中して1つひとつの音を聴いても、どちらでもかまいません。

能力開発というと、日々のトレーニングが大切と思われるかもしれませんが、いかにもプロセス好きな左脳的発想です。

まずは、聴いてみてください。これまでとは違う自分を体験できるはずです。

集中して聴く際は、「音声の聴き方」を参考にして、ぜひワークとして取り組んでみてください。

音声を聴いて、ベストな脳の状態にしておけば、毎日の生活が驚くほどスムーズに運ぶようになるでしょう。

聴くだけで頭がよくなる！『「残り97％の脳」が目覚める音声』の聴き方

本書の付録音声は、毎日聴いて少しずつ効果が出るものではありません。

特に、「超高速モーツァルト」「10音聴き分け聖徳太子の耳」「音サプリ」は、**即座に右脳のスイッチが入る**ように作っています。

右脳を開き、イメージ力がアップしたら、「トーニング」「幸せ言葉サウンド」「エネルギー変換ワーク」で、今の現実をあなたの理想の毎日に変えてしまいましょう。それぞれ、**最も効果的に脳を刺激するサウンドが収録**されています。

さらに上級者編の「トーラスワーク」では、気の流れとチャクラ（体の中のエネルギーの源）を活性化していきます。あなたが潜在的に持っている、いわば「超脳力」を目覚めさせていきましょう。

特別付録

『「残り97％の脳」が目覚める音声』の収録内容

超高速モーツァルト（本書39～53ページ）

トラック❶ ディヴェルティメントニ長調K・136 通常速
トラック❷ ディヴェルティメントニ長調K・136 2倍速
トラック❸ ディヴェルティメントニ長調K・136 4倍速
トラック❹ ディヴェルティメントニ長調K・136 8倍速
トラック❺ ディヴェルティメントニ長調K・136 16倍速
トラック❻ ディヴェルティメントニ長調K・136 32倍速

10音聴き分け聖徳太子の耳（本書54～64ページ）

トラック❼ 聖徳太子の耳 4音
トラック❽ 聖徳太子の耳 6音
トラック❾ 聖徳太子の耳 8音
トラック❿ 聖徳太子の耳 10音

音サプリ（本書76～87ページ）

トラック⓫ 花火
トラック⓬ 成功の約束
トラック⓭ 落ち着きから安心へ
トラック⓮ タイムワープで未来へGO！
トラック⓯ 光のシャワー

トラック⑯ テンションアップ
トラック⑰ イライラをしずめる
トラック⑱ 超集中モードにスイッチオン

トーニング（本書 92 ～ 107 ページ）

トラック⑲ トーニング 256Hz
トラック⑳ トーニング 384Hz
トラック㉑ トーニング 528Hz

幸せ言葉サウンド（本書 108 ～ 115 ページ）

トラック㉒ 幸せ言葉サウンド

水琴の調べ（本書 150 ～ 168 ページ）

トラック㉓ 水琴の調べ ～めざめ～

トーラスワーク（本書 183 ～ 196 ページ）

トラック㉔ 天の気トーラス
トラック㉕ 地の気トーラス

喜びと希望の未来からあなたへ

トラック㉖ 喜びと希望の未来からあなたへ

●監修／山岡尚樹

付録音声 トラック1～6

（本書 39～53ページ）

超高速モーツァルト

一瞬で「右脳」が開く

一瞬で右脳が開くツール――。

それが「超高速モーツァルト」です。

体にも心にもよいモーツァルトの代表曲「ディヴェルティメント」に、さらに右脳が大好きな刺激「ハイスピード」を加えました。聴くだけで右脳に刺激を与え、活性化させます。

通常速～32倍速まで収録しています。

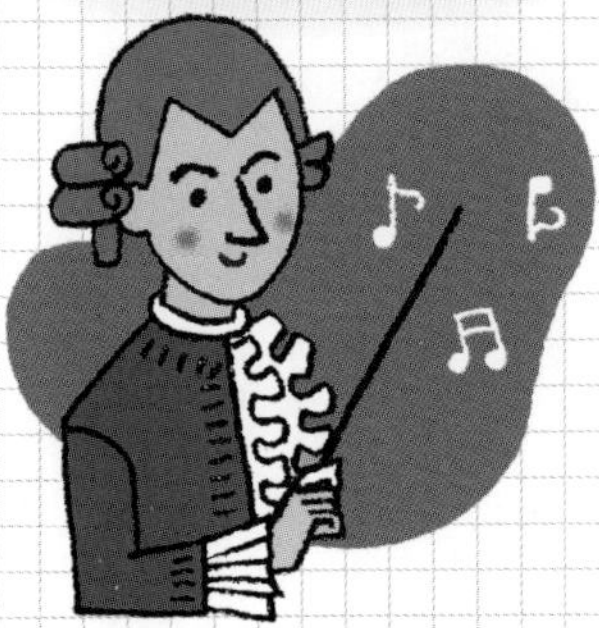

音声の聴き方

はじめて聴くときは、通常速から順番に聴いていきます。慣れたら以下の目的別の聴き方を参考にして、聴き分けてください。

なにかを始める前に聴くと、右脳スイッチが入り、右脳が稼働しやすくなります。

目的

- ゆったりと癒されたいとき …………………………… 通常速
- てきぱきと仕事を片づけたいとき ………… 2倍速、4倍速
- 頭の回転を速くしたい、
  脳を高速処理モードにしたいとき ……………………… 8倍速
- 構想を練るとき、企画力を高めたいとき、
  直感とひらめきが欲しいとき …………… 16 倍速、32 倍速
- 直感的な判断が必要なとき、
  すばらしいアイデアが欲しいとき …………………… 32 倍速

付録音声 トラック⑦～⑩
（本書54～64ページ）

10音聴き分け聖徳太子の耳

「処理能力」アップ

同時に複数の音を聴き分けるトレーニングです。

脳には複数の情報を一度に処理できる能力があり、この能力が目覚めると、一度にたくさんのことを楽々こなせるようになります。

音声の聴き方

トラック7の4音からトラック 10 の 10 音が収録されています。じっくり耳を傾け、1 つひとつの音を聴き取ってみてください。

わからないときは、66 ページの答えを見てかまいません。

1つひとつの音を聴き分けられるようになったら、今度は1つの音だけに集中して聴いてみましょう。

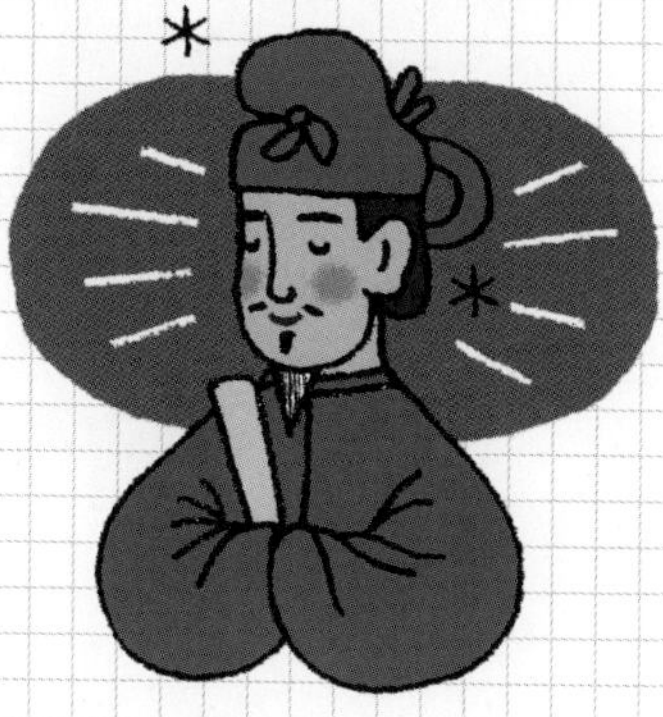

付録音声 トラック⑪〜⑱
（本書76〜87ページ）

音サプリ

「イメージカ」強化

脳のイメージ力を活性化する、8種類の特殊なサウンドを収録しています。同じサウンドが2回続けて入っています。

音サプリは、いわば脳と心の効果音。音の万能エネルギーを吸収し、思いどおりの毎日にしていきましょう。

音声の聴き方

「仕事がはかどらない」「ストレスがたまってイライラする」「じっくり自分の夢を考えてみたい」……そんな「気持ちを切り替えたいとき」「自分を見つめ直したいとき」に、それぞれ目的に合った音サプリを聴いてください（80～87ページ参照）。

たとえば、勉強や仕事の前には「超集中モード」、心身を浄化したいときは「光のシャワー」など。基本的には、聴きたい音サプリを選んで、数回聴くだけでOKです。ヘッドフォンやイヤフォンで聴くとより効果的です。

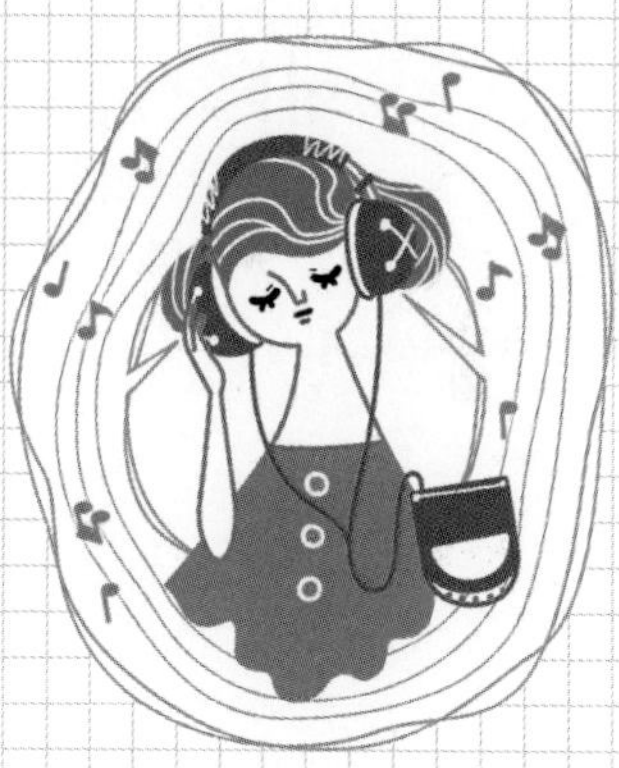

付録音声 トラック⑲〜㉑
（本書 92〜107ページ）

トーニング

心と体を健康にする

3種類の音叉の音が収録されています。

音叉が発する周波数の音には、心身を整える音のエネルギーが詰まっています。

トーニングとは、音叉の音に自分の声を合わせることによって、音叉が発する音のエネルギーを自分の中にコピーするテクニックです。

音声の聴き方

　私の声をガイドに、それぞれの周波数の声を出してみてください。

　256Hz は、生命力やバイタリティなどを強化するエネルギー。384Hz には自己表現、芸術的才能などを高める効果。528Hz にはＤＮＡを修復して調子を整える効果があります。

　慣れてくると、音声なしでもその周波数のエネルギーを発声できるようになります。

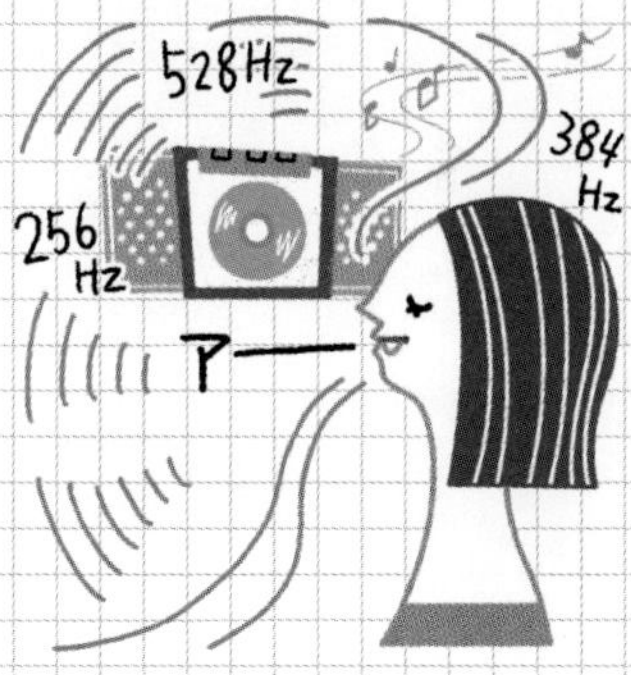

付録音声 トラック㉒
（本書 108～115 ページ）

幸せ言葉サウンド

「幸せホルモン」を活性化

「ありがとう」「幸せ」「愛してる」「美しい」の 4 つの言葉を、世界 15 カ国の言葉で話してもらった「幸せ言葉サウンド」が収録されています。

いわば世界中の幸せを呼ぶ言霊です。

音声の聴き方

　意味はわからなくても、言葉そのものが持つ響きを感じ取りましょう。

　朝起きたとき、夜寝るときが特におすすめです。自宅はもちろん、お店や会社のＢＧＭとして流してもよいでしょう。

　また、悩み事やストレスがあるときは、ヘッドフォンやイヤフォンで、1人静かに聴いてください。幸せ言葉のシャワーが、悩みやストレスをやわらげてくれます。

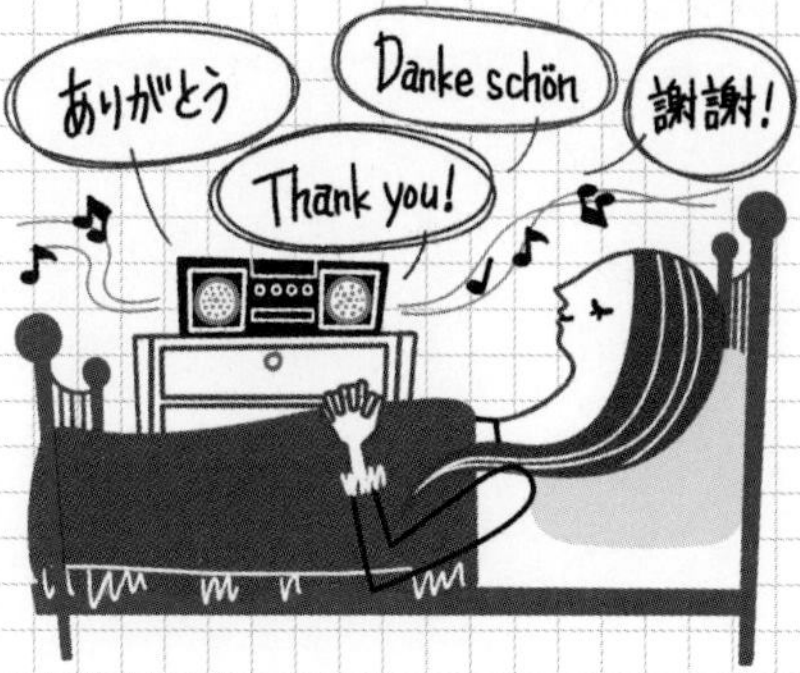

付録音声 トラック㉓
（本書 150～168ページ）

水琴の調べ～めざめ～

「気」を整える

気（生命エネルギー）を整えるのに最適な「水琴の調べ」が収録されています。

水琴とは、水滴が落下するかすかな水音のこと。自然音が奏でる調べには高周波が含まれており、脳を活性化させる作用があります。

音声の聴き方

「水琴の調べ」をかけながら、150ページのエネルギー変換ワークを行ないます。気のボールをつくり、ゆっくりと自分にインストールしていきましょう。

慣れてきたら、音声なしで行なってもOKです。

また、ふだんから部屋や会社で流しておくと、空間を浄化する作用があります。

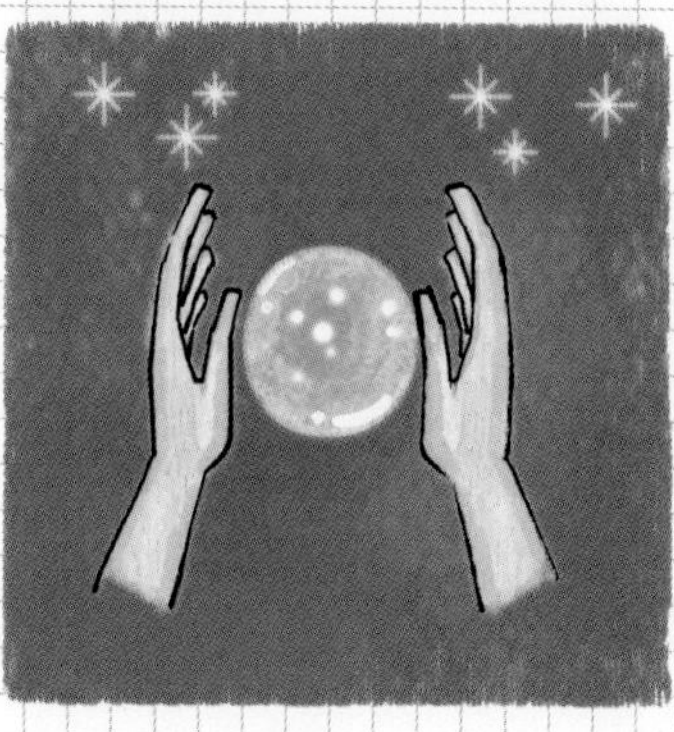

付録音声 トラック㉔
（本書183～189ページ）

天の気トーラス

「ひらめき、直感」を高める

宇宙からのエネルギーを取り入れて、ひらめきや直感を高めるワーク。

天の気の流れがよくなると、頭も心もスッキリして、さわやかな気持ちで満たされていきます。

音声の聴き方

187ページの図解を見ながらやりましょう。

頭のてっぺんから、イ、エ、ア、オ、ウの母音を発声します。足の裏から抜けて、また頭上に戻ってくるトーラスの流れを意識しましょう。3回繰り返し、最後に胸の前で手を合わせておしまいです。

最初は私の声に合わせて、次に自分の声だけで行ないます。慣れてきたら、音声なしで行ないます。朝晩3回ずつ行なうのがおすすめです。

付録音声 トラック㉕

（本書190～196ページ）

地の気トーラス

「体力、生命力」を高める

母なる大地のエネルギーを取り入れて、毎日を力強く生きるパワーを高めるワーク。

地の気の流れがよくなると、体全体が温かくなり、やる気や元気が湧いてきます。

音声の聴き方

194ページの図解を見ながらやりましょう。

足元から頭上に向けてウ、オ、ア、エ、イの母音を発声します。大地のエネルギーを足元から吸い上げ、頭のてっぺんから空高く噴き出し、また一周して、足元から天に向けて噴き出すトーラスの流れを意識しましょう。3回繰り返し、最後に胸の前で手を合わせます。

最初は私の声に合わせて、次に自分の声だけで行ないます。慣れてきたら、音声なしで行ないます。朝晩3回ずつ行なうのがおすすめです。

付録音声 トラック㉖

喜びと希望の未来からあなたへ

幸運を引き寄せる

最後に、イメージ力そのものに、夢と希望の種を与えてくれる音サプリを収録しています。

幸せな人は、幸せな自分を想像できる人。成功できる人は、成功している自分を想像できる人……明るい未来を描くための誘導サウンドです。

音声の聴き方

サウンドそのものにイメージ力を向上する作用があります。音のトーンや周波数などは、すべて第6チャクラを活性化させるもの。

第6チャクラとは、古来から「第３の目」とも呼ばれ眉間にあるといわれる、想像力や直観力の源です。

夢や願望についてイメージするときはもちろん、ＢＧＭとして流してもよいでしょう。

4章

願望がつぎつぎ実現する「エネルギー変換ワーク」

ここまでは、眠っている能力を目覚めさせるワークをご紹介してきました。

この章では、夢の実現のために目覚めた能力を発揮させる「**エネルギー変換ワーク**」ついてご説明します。

右脳が活性化されベストな状態になった脳は、具体的にイメージができるようになります。しかし、そのイメージを現実のものに変えていくには、エネルギーが必要です。

すてきな未来のイメージである「夢」を実現させるため、**イメージを現実的なエネルギーに変換させる技術**こそが、「エネルギー変換ワーク」なのです。

このワークは、中国秘伝気功の原理を取り入れたもので、生命エネルギーの修練法ともいえるものです。

今すぐこのワークを実践して、夢を現実のものにしていきましょう。

思い描いた夢が現実になる！「エネルギー変換ワーク」

現実を変えるエネルギーが必要！

1章、2章では、音の刺激や声のバイブレーションで脳をダイレクトに活性化してきました。

4章では、目覚めた能力を夢の実現のために発揮していきましょう。**「気」のエネルギーで、夢を現実化していくワーク**です。

「何十億も稼ぐお金持ちになりたい」でも、「彼と幸せな家庭を築きたい」でも、夢の内容にかかわらず、夢の実現に必要なのは、より具体的なイメージと、エネルギーです。

エネルギーといっても、寝ないで仕事をこなし、成果を出していくようなタフさを指しているのではありません。それは体力です。

また、なんでも前向きに考えるポジティブシンキングとも違います。無理やりプラスにとらえようとがんばりすぎると、けっきょくは心が疲れてしまいます。

そうではなく、自分自身がやる気にあふれ、すべてがスムーズに運び、必要な情報がどんどん集まってくる。結果として、あっという間に夢がかない、イメージしたとおりの自分になっている。**タイムワープしたように、現実を劇的に変えるエネルギー**のことです。

25年以上前のことですが、私は瞑想やイメージワークによって、直感力が強くなり、予知的な先見力も生まれてきました。

ところが、それでいざ現実が思いどおりになるかというと、そうは簡単にはいきませんでした。他人の考えていることや、少し先のことを感じ取るのは得意だけど、現実を変えるまでのエネルギーは持っていなかったのです。

じつは、夢をかなえられない人のほとんどがこのタイプです。イメージはできるけれど、「いつかは起業したい」「いつかは幸せな結婚をしたい」「いつかは……」と同じところをぐるぐる回っています。

イメージを現実化するエネルギーとはなんでしょうか？

その答えは、やはり古来の知恵にあります。

超脳トレ法の原型となっているのは、三密加持《さんみつかじ》（密教）など世界中に伝わる能力開発法にありますが、中国秘伝気功もその1つです。

気功は5000年の歴史を持つ、中医学（中国の伝統医学）に基づいた健康法です。「気」をひとことで表すと、生命エネルギーであり、**気功は生命エネルギーの修練法**といえます。

イメージするだけで本当に〝気〟は生まれる

「気」は元来、気持ちや心ではなく、エネルギーを指す言葉。日本語には「気」が頻繁に登場します。

気が合う、人気がある、気品、気が荒い、気がきかない……気の遣い方しだいで、まったく違う人生になってきます。

「人気」は人の気と書きますが、人と接するときの自分のエネルギーがいいと、人気者になります。逆に人気が下がるときは、対人関係における気の遣い方、エネルギーの使い方がよくないのです。

「自分の気」を意識して使えるようになると、自分が醸し出す気、つまり雰囲気も変わってきます。

雰囲気のいい人に魅力を感じるのは当然のこと。「この人ならまかせられる」

「信頼できる」「いっしょにやりたい」「応援したい」「好き」と思わせる雰囲気が、気のエネルギーがいい状態です。

理屈で雰囲気を変えることはできませんが、**イメージの力を使うと、意識的に気をよくすることができます**。

さらに、イメージで生まれた気をエネルギーに変えていくワークが、「エネルギー変換ワーク」です。

このワークが生まれたのは、中国秘伝気功の気功師、盛鶴延《せいかくえん》先生との出会いがきっかけでした。

目からうろこだったのが、初対面のときの「気功はイメージです」という盛先生の言葉です。気は目に見えません。見えませんが、心身のコントロールや病気を治す代替治療にすばらしい効果を発揮します。

つまり、目に見えなくても、**「気が出ている」とイメージするだけでいい**。

そうすれば、本当に気が生まれて、使えるようになる。気功は、頭の中のイメージを、現実的なエネルギーに変換する技術だったのです。以来30年以上、私は気を修練し続けています。

こうして生まれた、誰もが実践できる気功のノウハウを、私のメソッドでは「エネルギーワーク（イメージ気功）」と呼んでいます。

エネルギー変換ワークもその１つ。ワークには「**観る**」「**感じる**」「**許す**」「**なりきる**」の４つのステップがあります。イメージさえしっかりしていれば、気功の経験も素質も必要ありません。

また、ワークでは、より気を出しやすくする音楽と、視覚的に夢をとらえる「シンボルイメージシート」（次ページ。使い方は１５４ページ参照）を使います。

さあ、五感を使って、夢をかなえるエネルギーチャージしていきましょう！

ゴールを決める「シンボルイメージ」の見本

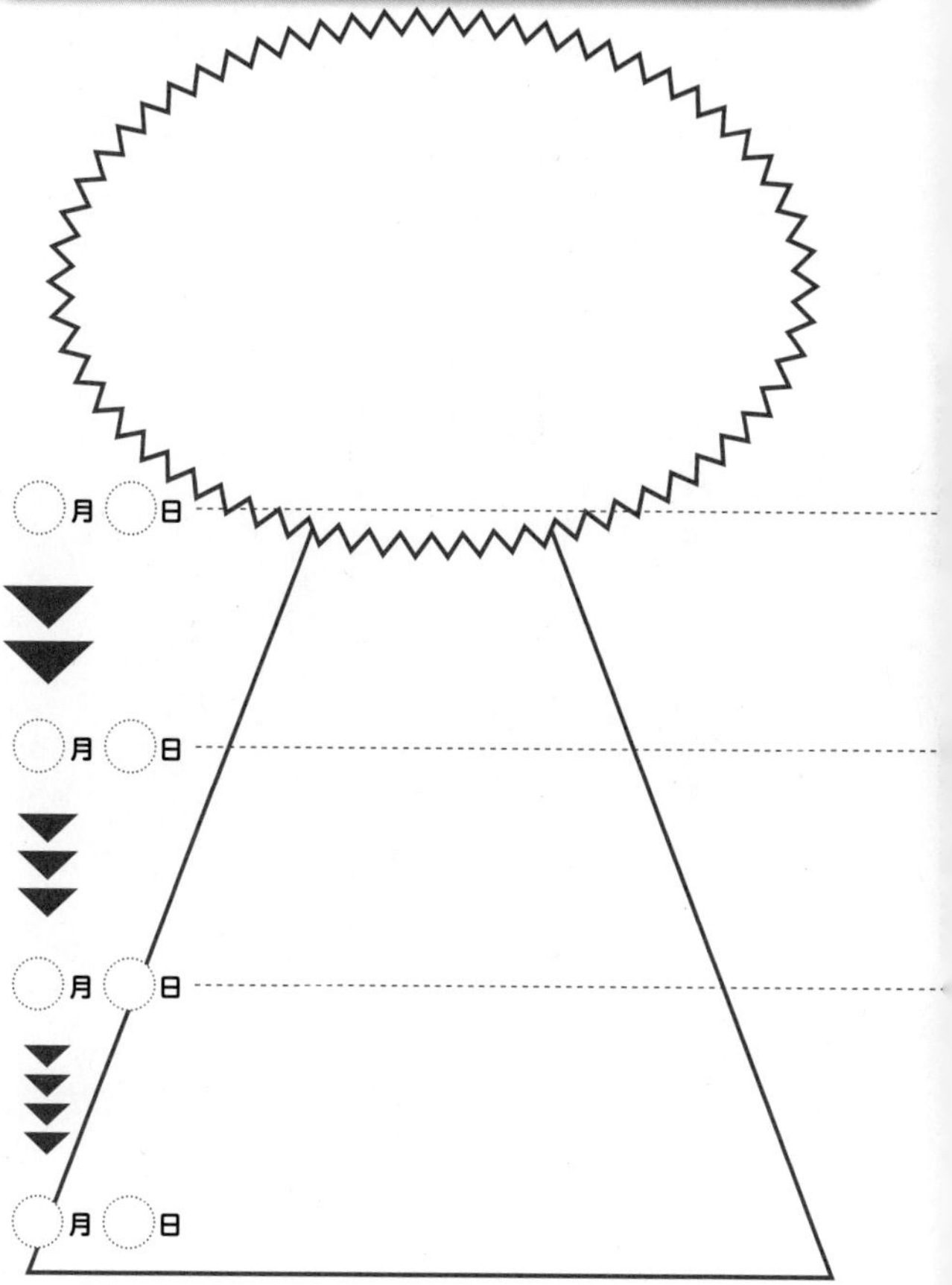

究極の願望実現法！「エネルギー変換ワーク」のやり方

私は今までさまざまな潜在能力開発のワークを生みだしてきましたが、「エネルギー変換ワーク」はその集大成といえるもの。いよいよ脳の新しい力を使って、願望をどんどん実現していきましょう。

ステップ1「観る」

「理想の自分」をリアルにイメージする

夢をかなえるためには、まず理想の自分をイメージしなければなりません。

ところが、左脳優位の現代人にとって、自由なイメージは苦手とするところ。

まずは、日常の一場面で、どの状況を、どのように変えたいのかをはっきりさせてみてください。

お金が欲しいなら、財布にあと何枚入っていると、余裕が持てますか？「10万円くらい」と思うなら、イメージで1万円札が10枚入った財布を**「観る（イメージする）」**ことです。

「恋人が欲しい」なら、理想の恋人だけでなく、いっしょに過ごす自分とそのシチュエーションについてもイメージしてください。

恋人とどこに出かけ、なにをいっしょに食べるのか？　右脳を駆使して、具体的に、**映像として「観る」くらいにイメージ**してみましょう。

夢が明確になったら、「シンボルイメージシート」（149ページ参照）にどんどん書き込んでみてください。漠然としやすいイメージを固定化させ、鮮明に視覚化していきます。

ステップ2「感じる」

「夢が実現した後の喜び」を感じ取る

ステップ2では、ステップ1のワクワクをもっともっと感じてみましょう。なりたい自分、望む状況を「観る」の次は、想像の五感で「**感じる**」です。志望校に合格したいのなら、合格発表を見ている自分がどんな気持ちになるか、どんなリアクションをするか、感じてみましょう。

興奮して思わず「やったー！」と叫んでしまうかもしれませんね。本当に叫んでしまうくらい、リアルに感じてみてください。

欲しくてたまらなかった車を手に入れたときの、車の匂いやエンジンの音は？　ハンドルを握る手の感触はどうでしょう？

無限のイマジネーションを駆使して、全感覚で感じ取ってみましょう。これが「感じる」です。

感動して涙が出るくらいに感じきると、夢をかなえるための強力なエネルギーが生まれます。

「そこまでできない」と思うかもしれませんが、映画を見て泣いたり、スポーツの試合を見て興奮して熱くなったりした経験があるはずです。

臨場感たっぷりにイメージを感じるようになると、今度は間脳が刺激されていきます。間脳はホルモン分泌などをつかさどる部分で、ワクワクやドキドキの気分に影響されて、セロトニンやドーパミン、アドレナリンといった物質が分泌されていきます。

恋をするとお肌がきれいになるのと同じように、**理想の自分へと変えるホルモンがどんどん出てくる**のです。シンボルイメージシートを見ながら、ゴールにいる自分を感じ切ってください。

夢を実現！シンボルイメージシートの使い方

「観る」「感じる」で鮮明に描いた「なりたい自分」を、シートに書いてみましょう。このシートは右脳のイメージパワーが湧きやすい図形になっています。シートを見たり想像したりするだけで、夢を現実にするエネルギーが発生します。

書き方

❶いちばん上の空欄に、ゴールの「願望がかなって喜んでいる状態」を詳しく書き「それが実現している未来の日付」を記入します。

❷その下の欄に、ゴールから発想した「最終段階の様子」と、その日付を記入します。

❸その下の欄に、「手前の段階の様子」とその日付を記入します。

❹いちばん下の空欄には、現在の様子と日付を記入します。

ゴールへの道のりにおいて、時間、回数、体重、年収などの具体的な数値を記入しましょう。ここで、現状を考慮したり、妥協したりして、現実的な数字にはしないこと。本心から望む未来だけを記入しましょう。

つねにゴールに意識を合わせることができ、ワクワクする達成感を先取りしてエネルギーに変えることができる。

※149ページのシンボルイメージシートの見本をコピーして記入してください。

ゴールを決めるシンボルイメージシート

比較的近い未来の夢をかなえます。（3カ月以内が理想）

ポイント ゴールからイメージする。

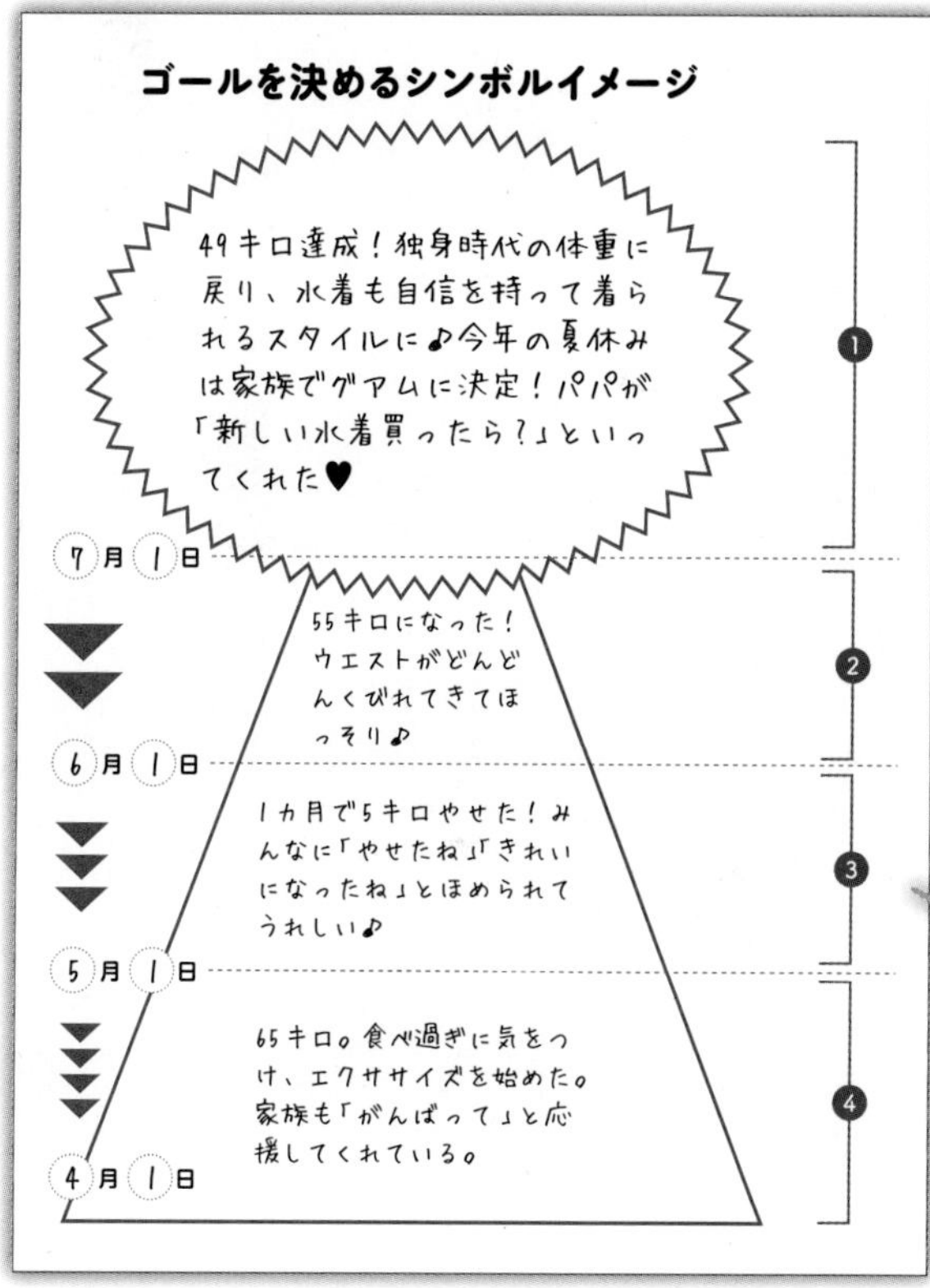

ゴールを決めるシンボルイメージ
49キロ達成！独身時代の体重に戻り、水着も自信を持って着られるスタイルに♪今年の夏休みは家族でグアムに決定！パパが「新しい水着買ったら？」といってくれた♥
1
7月 1日
55キロになった！ウエストがどんどんくびれてきてほっそり♪
2
6月 1日
1カ月で5キロやせた！みんなに「やせたね」「きれいになったね」とほめられてうれしい♪
3
5月 1日
65キロ。食べ過ぎに気をつけ、エクササイズを始めた。家族も「がんばって」と応援してくれている。
4
4月 1日

ステップ3「許す」

「自分が変わること」を自分に許す

理想の自分と未来を「観て」、「感じる」ことができましたか？

ステップ1、2では、鮮明にイメージするための技術をお伝えしました。つぎつぎと夢をかなえている人のほとんどは、この豊かなイメージ力を持っています。

人から見れば妄想と呼ばれるくらいの突飛な夢でも、常識にとらわれない行動力で幸運を引き寄せ、どんどんかなえてしまう。

ところが、すぐに夢をかなえてしまう人がいる一方で、なかなか現実が変わらないという人もいます。

この違いはなんでしょう?

違いは、**本当に自分が変わり、夢がかなうことを許せるかどうか**です。

せっかく右脳を活性化し、夢をかなえやすい全脳活性モードへと変わったのに、「でも、そんなにうまくいくわけがない」「自分には幸せになる資格がない」「変わるのが怖い」と足踏みしてしまう。

超脳トレ法の最大の難関であり、夢をかなえる自分になることを「**許す**」のが、ステップ3になります。

「変わる自分を許せない」という落とし穴は、左脳で判断してしまうことから起こります。

せっかく右脳がイマジネーション&ハイスピードのモードになったのに、「そうはいっても、その夢で食べていけるのか?」「ハイリスクすぎる」「やはり今のままが安全だ」と左脳が分析してしまう。右脳のワクワクが、左脳の理屈にひっくり返されてしまうのです。

では、どうすればいいのでしょうか？

「自分には無理だ」というのは、無意識のセルフイメージ（心の中の自己像）なので、意識的に変えるのは難しいでしょう。

そこで登場するのが、「気」のエネルギーです。

中国気功には、「収功《しゅうこう》」という、**気功によって発生したエネルギーを体に保存しておく手法**があります。

もし、やる気や意欲というエネルギーを、左脳に邪魔されることなくつねに体に保存できたら？

「そんなことができるわけがない」と思うかもしれませんが、気功の技術を使うと、できるのです。

そのメソッドが、次のページで行なう「**インストールワーク**」です。気功の極意を簡単にできるようにしたもので、豊かなイメージ力を手に入れた人なら、誰にでもできます。

エネルギーをそっくり入れ替える作業

インストールワークは、ステップ1と2で生まれた「望む現実をつくるエネルギー」を「気のボール（164ページ参照）」に閉じ込め、「自分にインストールする」というのが一連の作業になります。

私の気功の師匠である盛鶴延先生は、**「気はイメージで発生します」**といわれています。あたかもそこに気があるかのごとくイメージすることが、現実的な気を生み出す第一歩です（170〜176ページ参照）。

それでは、気のボールをつくってみましょう。

気功では「気感をつかむ」といいます。気は目に見えませんが、両手をこすり合わせると、次第に体温で温かくなります。両手を開いても、そのフワッとした温かい感触は続きますね。これが気です。

「本当にこれが気なの？」と確かめたくなりますが、ここでもイメージする右脳を使いましょう。温かさを感じながら、柔らかな気のボールをイメージしてください。**続けているうちに、より確かな感触が得られる**ようになります。

気のボールは、シンボルイメージシートに書いたゴールをイメージしながらつくりましょう。

見て、感じると、ワクワクした気持ち、もう「その気」になったイメージが生まれてきますね。そのエネルギーを気のボールにこめていくのです。

また、１１３ページで作ったセルフマントラをボールに吹き込むのも効果的です。「やった！」「大成功！」など、成功の言霊パワーも注ぎこみましょう。

このとき、「**水琴《みずごと》の調べ〜めざめ〜**」の高周波サウンドを聴きながらやるとよいでしょう（付録音声㉓）。

次は、トーラス気流をイメージします。トーラスとは、**体の周りを３６０度円環状に回るエネルギー**。トーラスが良好に回っていると心身ともに健康でパ

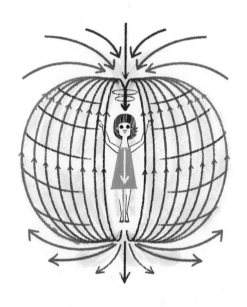

あなたを取り巻く古いエネルギーを一掃し、
まったく新しいエネルギーが循環し始める
インストールワーク。

ワーにあふれ、すべては順調に進み、望むことをどんどん引き寄せられます。

あなたの人生をつくるエネルギーの流れといってもいいでしょう。

トーラスには宇宙からのエネルギーを取り入れる「**天の気トーラス**（183ページ参照）」と、大地のエネルギーを取り入れる「**地の気トーラス**（190ページ参照）」があります。

インストールワークでは、天の気トーラスをイメージします。

頭のてっぺんから入り、足裏へ流れ出て、また頭から降り注ぐ、循環するエネルギーの流れを感じてください。

イメージができたら、気のエネルギーボールを頭のてっぺんに持っていき、そこから少しずつ、トーラスの気の流れに乗せて、体内に入れていきましょう。

それまで体内にあった古いエネルギーが一掃され、**まったく新しいエネルギーが、あなたの周りを循環し始めます**。

エネルギー変換ワークでの「許す」とは、すなわちエネルギーを入れ換えて

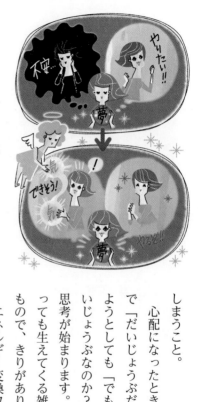

不安な気持ちが出てきてもだいじょうぶ。“気”を使えば一気に「やる気」「意欲」モードにチェンジ！

しまうこと。
心配になったとき、左脳だけで「だいじょうぶだ」と納得しようとしても「でも、本当にだいじょうぶなのか？」と分析と思考が始まります。刈っても刈っても生えてくる雑草のようなもので、きりがありません。
エネルギー変換ワークは、いわば土ごと入れ換えてしまう作業。新しい自分に生まれ変わる、究極のメソッドです。

「インストールワーク」のやり方

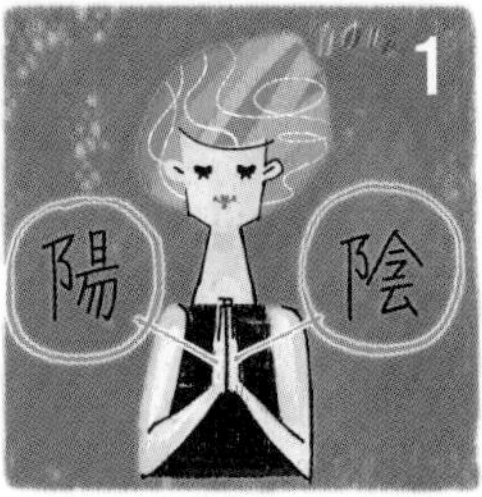

気のボールを作ります。リラックスして立ち、肩やひじの力を抜いて、両手を合わせます。女性の場合、右手は陽、左手は陰（男性は逆です）。陰陽の気のエネルギーを合わせます。

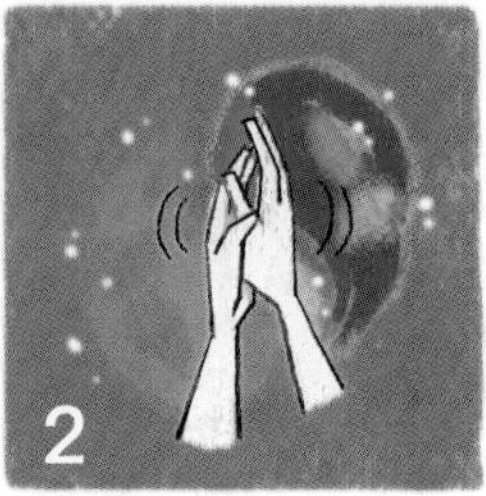

両手を上下にこすり合わせます。陰陽のエネルギーが、摩擦と融合によってさらに高まってきます。

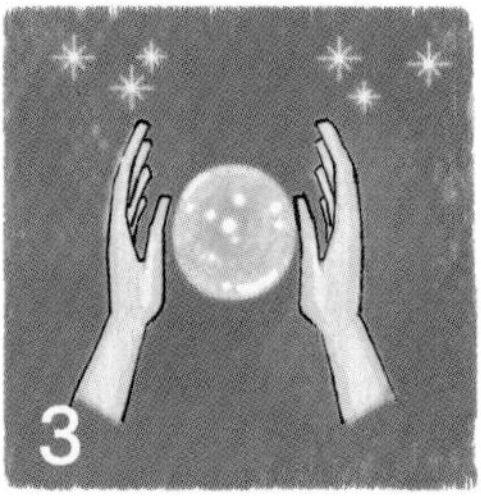

しばらく両手をこすり合わせてから、２～３センチ開きます。両手の間にほんのりした温かさを感じるはずです。

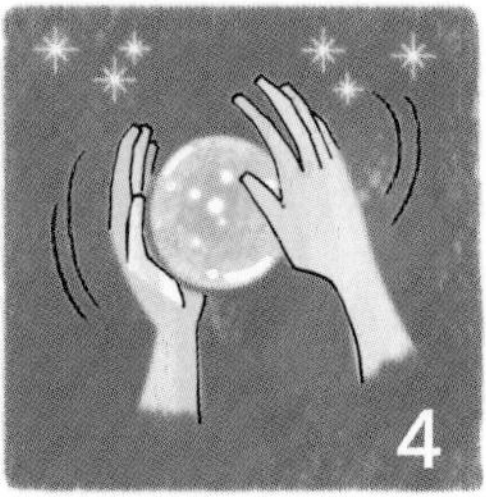

やわらかく温かいものをやさしくこねるイメージで、手と手の間で回してみましょう。

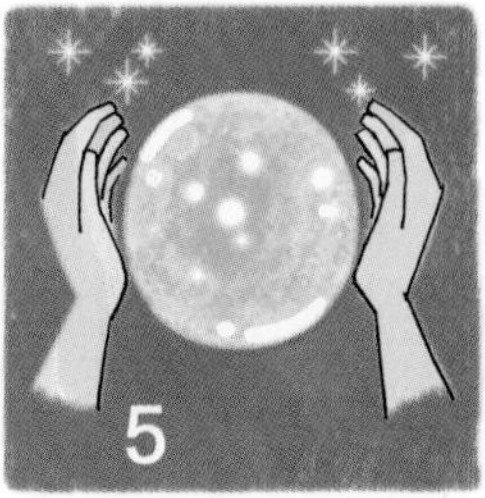

手と手の間を少し広げてみましょう。5センチ、10センチ、15センチ、20センチ……。その状態で手を軽くまるめ、丸くてやわらかいボール（気のボール）をイメージしましょう。

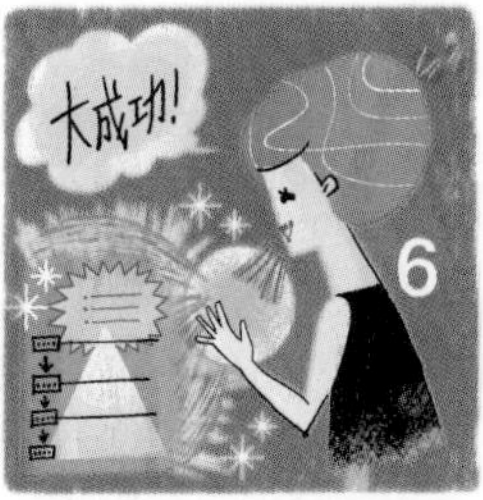

シンボルイメージシートを見ながら、ステップ1「観る」、ステップ2「感じる」を行ないます。そのワクワク感ややる気を、気のボールにこめます。セルフマントラ（113ページ）もいっしょに気のボールに与えます。

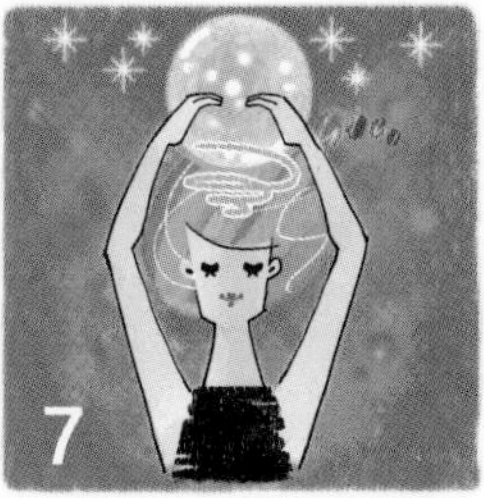

天の気トーラスの流れをイメージします。気のボールを頭の上にかかげたら、天の気トーラスの流れに乗せて、ゆっくりと体の中にインストールしていきます。

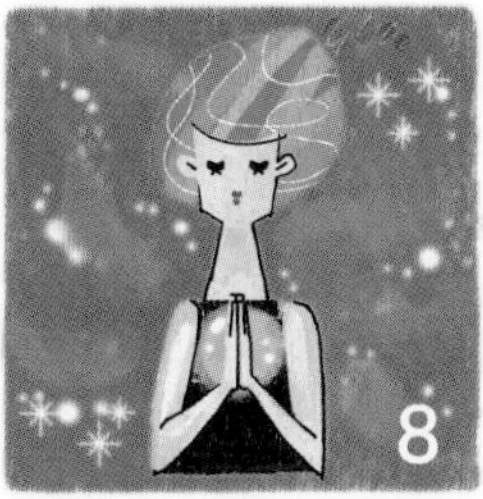

3回くらい天の気トーラスをして、体の中にインストールできたら、ゆっくりと両手を合わせて終了です。

ステップ4「なりきる」

「新しい自分」を固定する

新しいエネルギーをインストールしたら、新しく生まれ変わった自分を固定させてしまいましょう。それが「**なりきる**」です。

ステップ3まで終了すると、日常において、小さな違和感を持つようになるかもしれません。この違和感を大切にしてください。

たとえば、ヘビースモーカーだったのに、急にタバコを吸いたくなくなったり、コーヒー好きが緑茶好きになったり、といったことが起こるのです。

これは、**理想の自分として行動し始めたしるし**です。

インストールワークの後は、特に体の感覚や直感に注意を払ってください。

理想の自分にふさわしい行動や、夢を現実にするためのヒントやアイデアがたくさんつまっています。

直感がきたら、素直にその声に従いましょう。趣味嗜好、食べ物の好み、習慣などすべてです。

変えやすいのは、衣食住の環境です。「地味な服が好きだったけど、華やかなファッションがしたくなった」というときは、潔く古い洋服を捨て、買い替えます。

「もったいない」と躊躇《ちゅうちょ》してしまいそうですが、思い切って捨ててしまったほうが、おもしろいように変化が加速します。

まさに**生まれ変わる**のです。

また、人間関係も変わります。なんとなく続いていた人間関係が離れたりしますが、ずるずる引きずられる必要はありません。手放すことで、新しく、ふさわしい出会いを引き寄せられます。

やってはいけないのは、せっかく新しい直感を体で感じているのに、今までの習慣にしがみついてしまうこと。違和感をヒントに身の周りの環境を、どんどんチェンジしていきましょう。

この4つのステップを踏めば、**必ず理想の自分と理想の未来を手に入れられる**でしょう。

ただ、エネルギー変換ワークはこれでおしまいというわけではありません。自分が変わり、環境が変わり、夢がかなったら、またさらに新しい夢が生まれます。その夢を「観て感じて、許してなりきる」ことで、さらにステップアップした理想の自分になる。その自分が、また新しい夢を持つのです。

つまりエネルギー変換ワークは、ゴールに到達することが目的ではなく、夢をかなえ続ける成功のサイクルに入ることが目的だということです。

ぜひ、あなたも人生の成功のサイクルに入ってください。

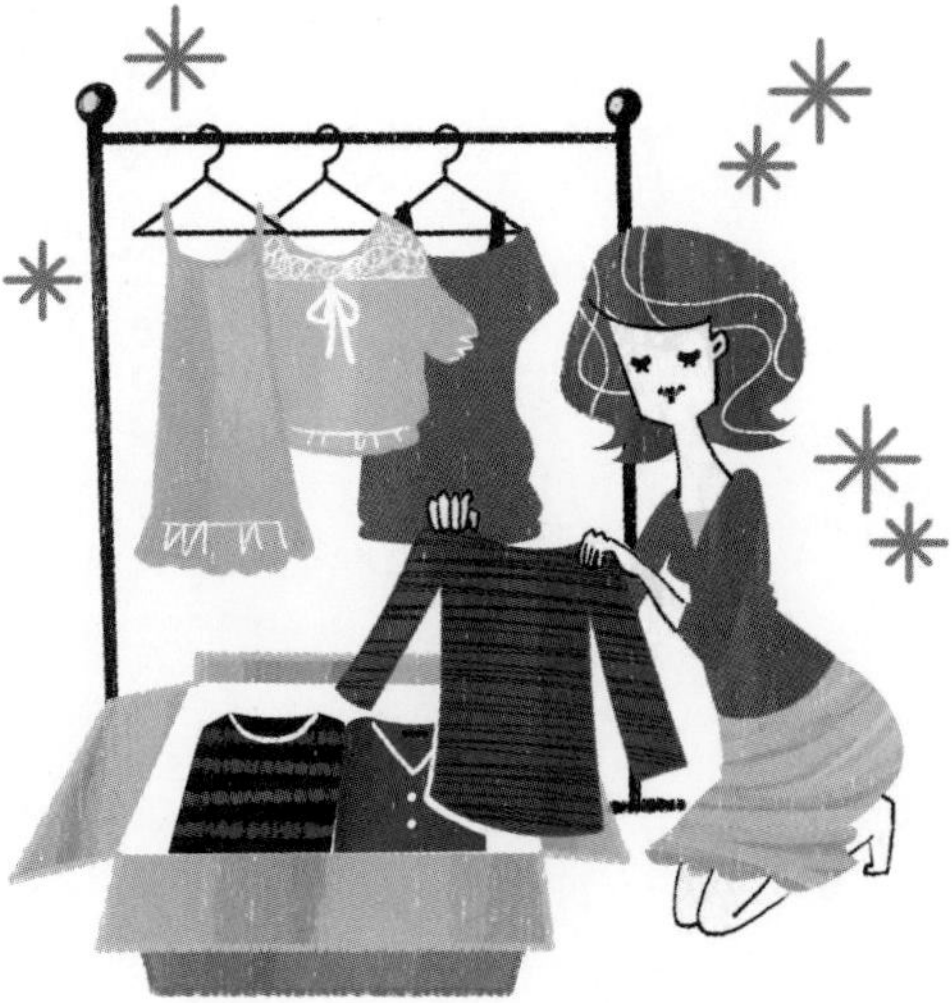

直感に従った変化を楽しもう!

気功を取り入れた「超脳トレ法」は幸せに生きる知恵！

中国上海気功老師・精神科医
盛鶴延《せいかくえん》

気は鍛錬ではなく「イメージ」でつくる

私は気功老師として、35年間、日本で気功を教えています。

はじめて気功をする人の中には、「本当に気が出ているの？」「思い込みでは？」と戸惑う人がいます。しかし、気功は理性で判断するものではありません。

また、「いい気をつくらなくちゃ！」とがんばりすぎる人もいますが、努力すればするほど効果が出るというものとも違います。

気功を理解するには、〝ろうそくの火〟にたとえるとわかりやすいでしょう。

ろうそく本体が、物質的な私たち「人間」です。伝統中国医学の考え方では、「精《せい》」といいます。

火が、命のエネルギーです。気功で扱う「気《き》」のことです。

光が、イメージです。宇宙とつながる部分であり、「神《しん》」といいます。

精、気、神のバランスが整ったとき、私たちは**心身ともに健康**であり、**人生も満たされたもの**になります。ろうそくが力強く燃え、大きな光を発している状態です。

気功にはさまざまな流派がありますが、太極拳や武術気功では、精、つまり物質的な肉体を使い、気、神を強化していきます。

中国気功というと、心身を鍛える健康体操のように考える人が多いですが、これは太極拳が広く浸透しているためでしょう。

しかし、私が教える中国秘伝気功は違います。光、つまりイメージから入り、気を強化し、精のバランスを取っていきます。

気功が上達する極意に、「以幻引真《いげんいんしん》」という言葉があります。幻を以て真実を引き出す。イメージをすることで、効果を引き出すという意味です。

気は鍛錬によって出すものではなく、イメージによってつくるもの。私の教室でも「まず、気があるとイメージしてください。その後に、本当に気が出てきます」と教えています。

見えないものを信じると脳は開く

実際、歴史的に気功の達人といわれた人たちは、皆、体ではなく、イメージから入っています。

気功は、見えないものを信じることから始める。このことが脳を開きます。理屈っぽい左脳では理解できない領域なので、イメージ力が強い人ほど、つまり右脳がよく働いている人ほど気功は上達します。

そもそも、気功の究極の目的は脳を開いて、知恵を開発することです。知恵といっても、知能指数や知識ではありません。ひとことでいえば、幸せに生きていく力です。

記憶力や集中力のような頭のよさもそうだし、豊かな愛情やバイタリティ、心身の健康もそうです。

知恵をもたらすのは宇宙のエネルギーであり、宇宙のエネルギーを受け取る場所は脳です。

しかも発達した大脳ではなく、間脳です。**脳を開くとは、右脳と間脳を開くこと**。思考を超えた直感を受け取るためには、あれこれ考える左脳には休んでもらわねばなりません。

それなのに、現代人はみな左脳ばかり使って、欲しいものだけを考えています。イメージが足りず、物欲や計算を重視する。

特に若い人は脳の使い方がわかっておらず、体も心も悪くしています。ろうそくの火が弱火なのです。

気功の極意をベースにした現代人向けのワーク

イメージするということは、いったいどういうことなのでしょうか？

私の日常を、少しご紹介しましょう。

たとえば、満員電車に1時間揺られなければならないときでも、私は狭くて空気の悪い現実の車内は見ていません。ずっと上にある**青い空をイメージ**しています。広い空のすがすがしい空気を吸っているので、降りたときにはすっかりリフレッシュされています。

また、1日のスケジュールを、具体的にイメージしています。講演会がある日は、会場に着いたら誰とどんな打ち合わせをし、講演会の内容はこれとこれ、お昼ごはんや、帰宅してひと段落するまで、すべてイメージします。

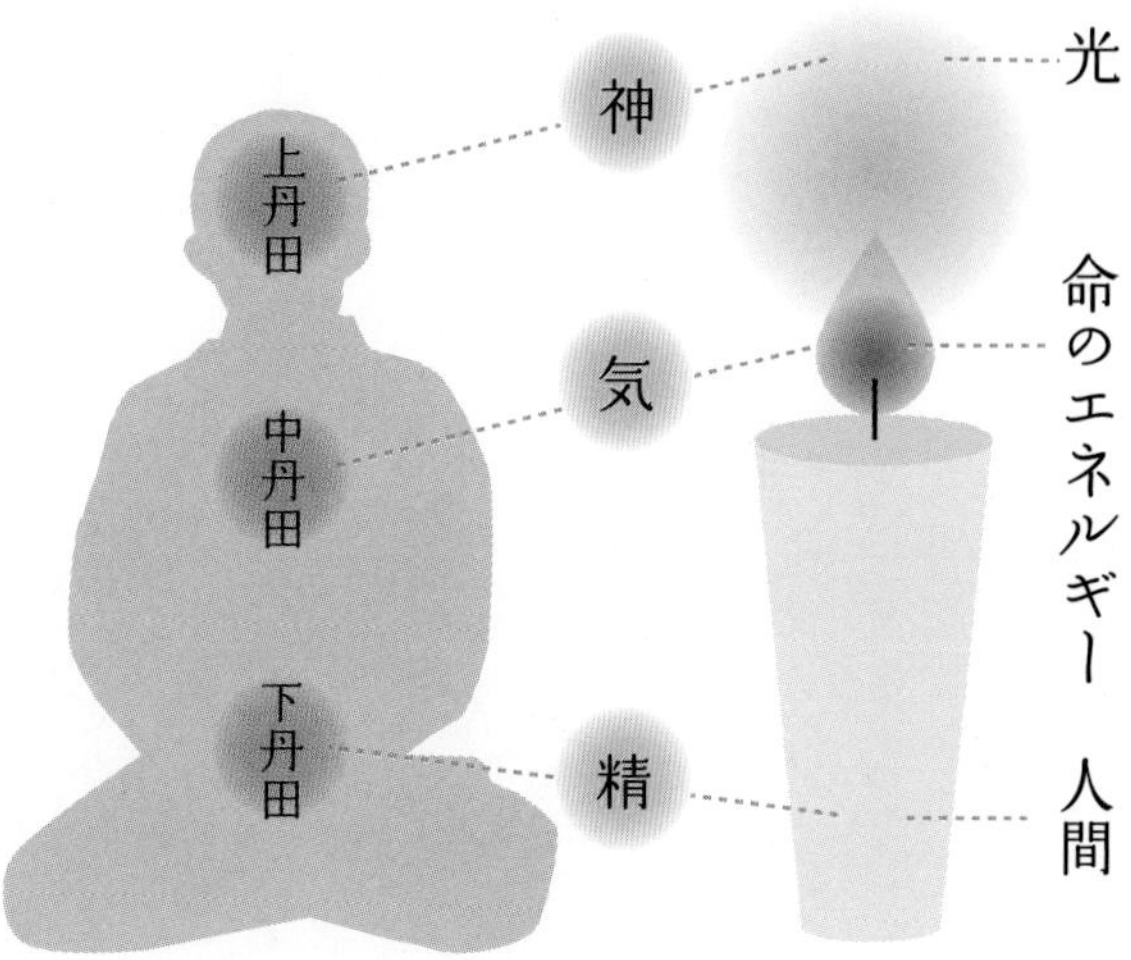

精、気、神のバランスが整ったとき、私たちは心身ともに健康であり、人生も満たされたものになります。ろうそくが力強く燃え、大きな光を発している状態です。

このとき、私はどうすれば効率的かを考えているわけではありません。やりたいことをイメージしているだけです。

現実に講演会の日がくると、イメージ通りに1日が進みます。プログラムをなぞっていくようもので、とてもスムーズです。疲れることもないし、トラブルに遭うこともない。

これが気功です。

「超脳トレ法」はまさにこのような気功の極意をベースにした、現代人向けのワークです。

気功も超脳トレ法も、**目指すところは知恵の開発**にほかなりません。幸せな人生を歩むためにも、ぜひイメージの力を役立てて欲しいと思います。

気のボール応用編

気を用いて人間関係の問題を解決する方法

気のエネルギーは、夢を実現する原動力としてだけでなく、日々を幸せに、気持ちよく過ごすために使うことができます。

特に「インストールワーク」（164ページ）で気のボールをつくったり、気をつかんだりできるようになると、日常生活のさまざまなトラブル解決に応用できるようになります。

ここでは、自分以外の人に気を送ったり、気を抜いたりすることで、**人間関係の問題を解決する方法**をご紹介しましょう。

気のエネルギーはらせん状に進みます。気のボールをつくり、相手に右回りに送るとエネルギーを送ることができます。

たとえば、子どもの元気がないとき。お友達とのケンカやトラブルで落ち込んでいる。原因はわからないけど、なんだか元気がなくて、気がかり……。

基本は親子の会話ですが、気のエネルギーを送ることで、**しぼんだ心を励まし、勇気づける**ことができます。

また、悲しい出来事があって落ち込んでいる人や、仕事が忙しくて疲れ切っている人などにも、気のエネルギーを送って元気づけてあげましょう。

逆に、相手のエネルギーを抜く場合は、相手の気を左回り（反時計回り）に引き抜きます。余分なエネルギーを抜くことで、徐々に感情が落ち着き、冷静になってもらうことができます。

たとえば子どもが癇癪《かんしゃく》を起こしたり、大泣きしたりしたとき。また、相手が感情的に怒っているときなどは、とても有効です。

イメージ力がアップしてくると、相手の気が感じられたり、色として見えたりすることも。自由なイメージを駆使してください。

気のボール応用①　相手を元気づける方法

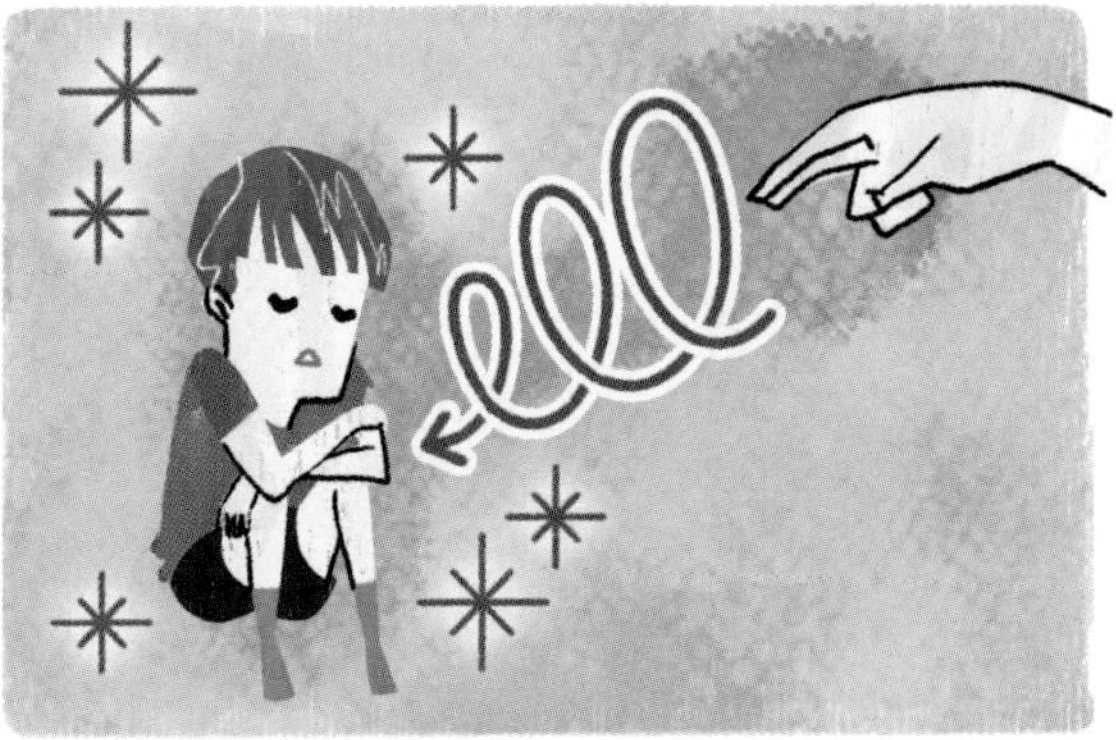

❶

温かで和やかな気のエネルギーをイメージして、気のボールをつくります。(「エネルギー変換ワーク」のインストールワーク(164ページ) 1〜5のステップ参照)。

❷

その気を、ネジを締めるように、イメージで右回りに回転させて、相手に入れてあげましょう。徐々に元気になっていきます。

気のボール応用②　相手を落ち着かせる方法

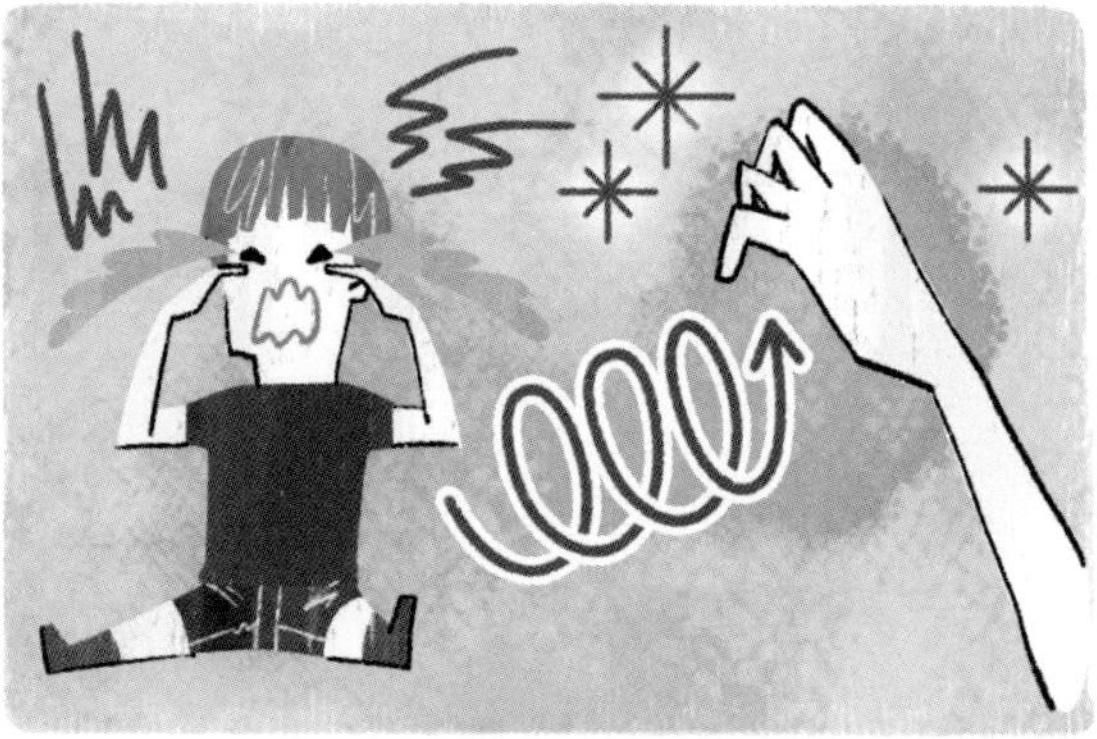

❶

感情が爆発している相手の気をイメージします。

❷

その気をつかみ、左回りに回転させて、どんどん体の外に引き出して、捨て去りましょう。それを何度か繰り返すと、余分なエネルギーが抜けて、落ち着きます。

5章

【上級者編】毎日がさらに充実するトーラスワーク

1章から4章まで、「音」「イメージ」「エネルギー」を使った脳力アップ法をお伝えしてきました。ここではこれらすべてを同時に用いて、前頭葉、後頭葉を活性化させ、**全脳を刺激する方法**をご紹介します。

少し難しいかもしれませんが、ここまでワークを続けてきたあなたなら、必ず実行できるはずです。

トーラスという、体の周りを360度円環状に回るエネルギーが良好に流れていると、すべての出来事は順調に進み、願望がどんどん実現します。

ここでは、集中力を高め優れたアイデアを生み出す「**天の気**」**トーラスワーク**と、体力・経済力を強化する「**地の気**」**トーラスワーク**をご紹介します。

トーラスワークを習慣にすることで、心身ともに充実した毎日を手に入れましょう。

集中力を高めイライラ解消！「天の気」トーラスワーク

宇宙のエネルギーを取り入れるワーク

体の周りを360度円環状に無限に回るエネルギー、それが「トーラス」です。あなたの人生をつくる生命エネルギーの流れです。

ここでは、上から下に流れる「天の気」のトーラスワークを解説します。天の気トーラスワークでは、頭のてっぺんから宇宙のエネルギーを取り入れていきます。**天の気の流れがよくなると、頭も心もスッキリ**とします。

また、イライラしたとき、精神的に疲れたとき、集中力や新しいアイデアが欲しいときにも効果的です。

ここで大事なのは、トーラスは立体でぐるぐると無限に流れているというイメージです。実際に気の流れを感じなくてもまったくかまいません。イメージの中でトーラスを回しましょう。

次に体の中のパワースポット、7つのチャクラ（体の中のエネルギーの源）を意識します（チャクラの位置は、次ページ図を参照）。

チャクラはあらゆる能力の発生源と考えられており、チャクラが強くバランスが取れていれば、高い能力を発揮することができます。

トーラスワークでは、声というバイブレーションで、トーラスの流れと7つのチャクラを一気に活性化していきます。

「天の気」トーラスワークのチャクラとエネルギーの関係

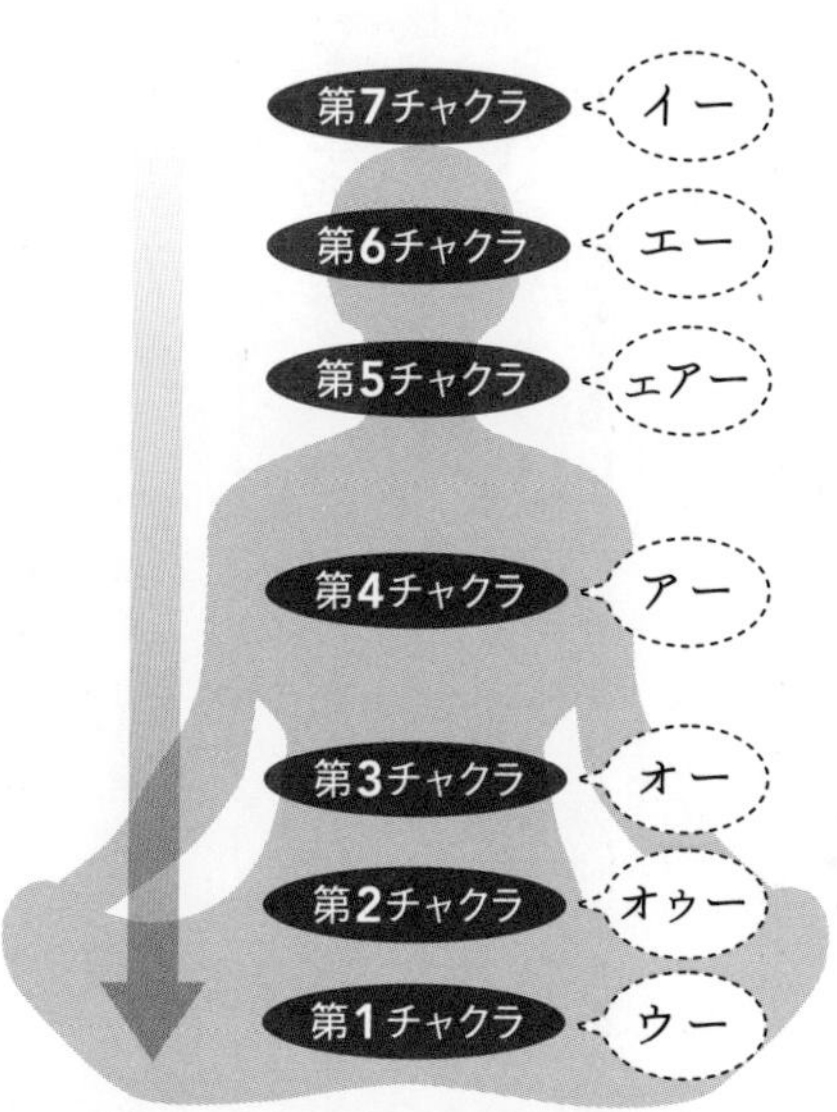

気の生命エネルギーを、上から下へ流す。

「母音のパワー」をチャクラに与える

前述したとおり、声のエネルギーが最も強いのが、じつは日本語の母音「アイウエオ」。まずは単純に、「アーーー……」「イーーー……」とできるだけ長く伸ばして発声してみてください。それだけで、「ア」の持つ新たな始まりへのエネルギーや、「イ」の生命力があふれ出てきます。

母音のパワーを、トーラスの流れにのせて、チャクラに与えていくのがトーラスワーク。各チャクラに対応する母音は前ページの図のとおりです。

ゆっくりと両手で円を描きながら、手がチャクラの位置を通過するタイミングで発声していきます。7つのチャクラに対し5つの母音なので、「イ〜エ〜エア〜オ〜オゥ〜ウ〜」とつながった発声になり、一周20秒ほど。

手の動きは次ページ図を、声は付録音声㉔を参考にしてください。

「天の気」トーラスワークのやり方

イ→エ→ア→オ→ウ

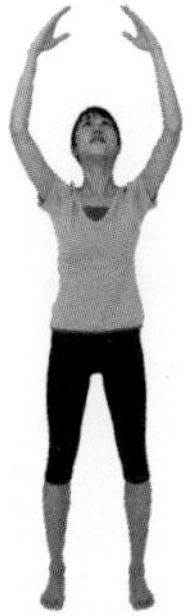

1

軽く両足を開いて立ち、宇宙からのエネルギーが降り注いできているのをイメージし、両手を頭上にかざします。

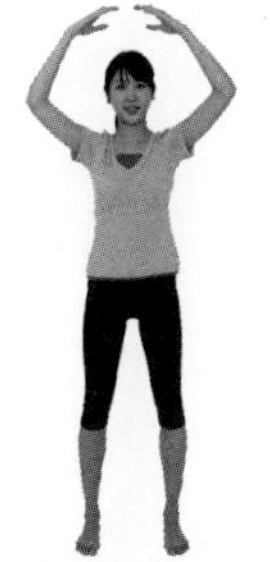

2

体の内側に向かって、ゆっくりと手をおろしていきます。

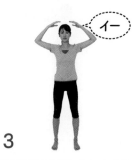

3

頭頂を通るときは「イー」と発声します。

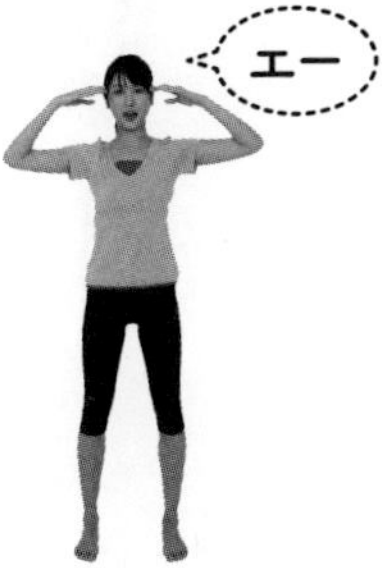

4

眉間から顔の前を両手が通るときは「エー」と発声します。

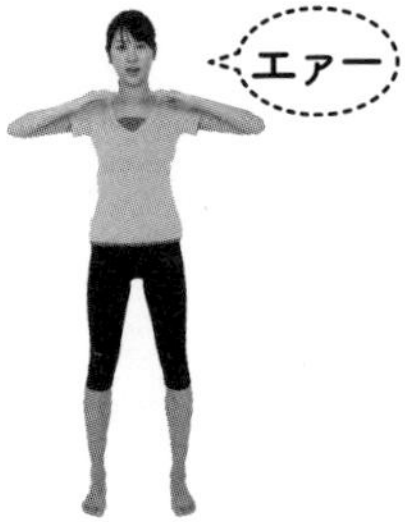

5

のどの前はエからア、「エァ」とつながった発声になります。

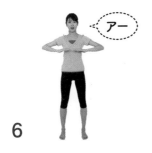

6

胸（心臓）のあたりは「アー」と発声します。

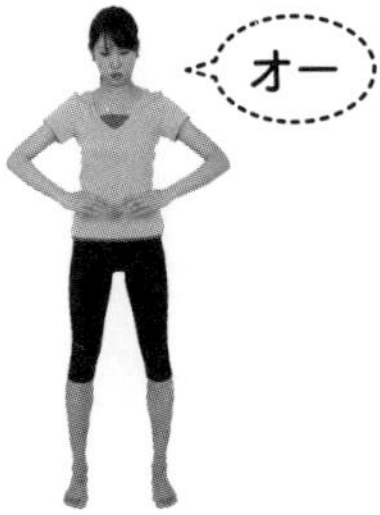

7

お腹の上部分（胃）を通るときは「オー」と発声します。

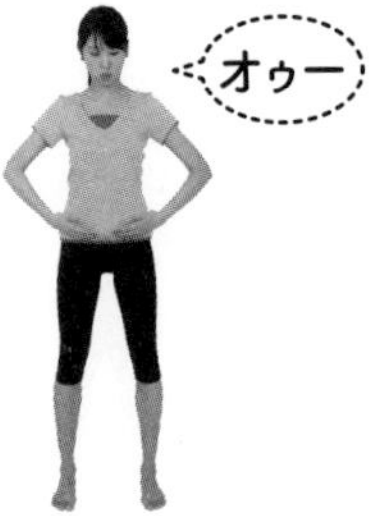

8

下腹部（へそ下）を通るときはオからウ、「オゥ」とつながった発声になります。

9

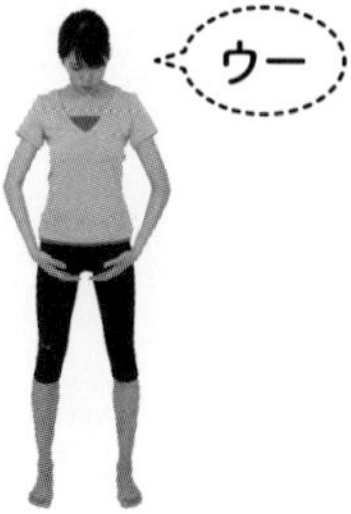

性器（会陰）の前を通るときは「ウー」と発声します。

10

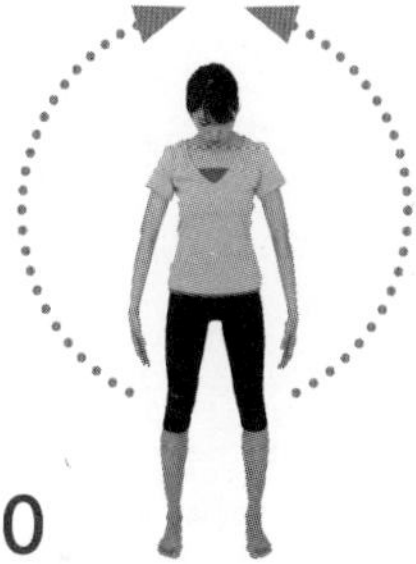

ゆっくりと両手を広げて円を描きます。

11

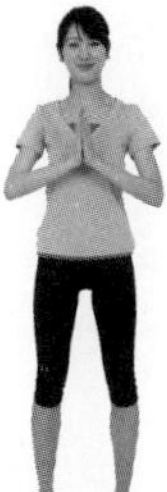

①〜⑩を、3回繰り返し、最後は胸の前で合掌して終了です。

※声とチャクラ、手の位置関係は、それほど厳密に考える必要はありません。ピンポイントで合わせなくても、トーラスの流れの中でしっかり声を出すことを心がけていればだいじょうぶです。できれば朝晩3回ずつ繰り返しましょう。

経済力、体力アップに著効！「地の気」トーラスワーク

「大地のエネルギー」を取り入れるワーク

天の気が宇宙エネルギーなら、「地の気」は母なる大地のエネルギーです。

天の気トーラスワークでは、宇宙のエネルギーを、頭のてっぺんから自分の体の中を通し、地球の中心を貫いていく流れを作りました。今度は地球のエネルギーを、自分を通して天に向け対流させていきましょう。

地の気トーラスの流れがよくなると、**体力**、**バイタリティ**、**リーダーシップ**、**セクシャリティ**、**経済力などが強化**されます。特に肉体的に疲労しているとき

には効果を実感できるでしょう。

地の気トーラスワークをすると、体がぽかぽか温かく感じます。子育て中のお母さんやハードなお仕事で**肉体的に疲れている人に、特におすすめ**です。

地の気トーラスは、下から上に流れるエネルギーです。360度の円環状にぐるぐる流れているとイメージしてください。

このトーラスと7つのチャクラ（体の中のエネルギーの源）を一気に活性化させるために、天の気トーラスと同様、声のバイブレーションを使います（チャクラの位置は、193ページの図を参照）。

効率よくすべての能力を開く方法

「声を出すだけで効果があるの?」と思うかもしれませんが、第6、第7チャクラが強くなると、直感力が冴え、ピンチに陥っても、それを打開する秘策が浮かんだりします。あれこれ考えるより、トーラスワークでチャクラを強くしてあげたほうが、有効な解決策がパッと打ち出せる。つまり頭の回転が速くなるというわけです。

また、第1チャクラが強いと、健康で体力もじゅうぶん。エネルギッシュにバリバリ仕事もこなせるようになるでしょう。ケガや病気ばかりしていた人が、**薬や病院と無縁の毎日が送れる**ようになれます。

じつは、各チャクラの働きは連動していて、第1チャクラが活性化してくると、第2チャクラの気力も充実してきます。また、第2チャクラが強くなり情緒が安定してくると、第6チャクラの想像力もパワーアップしてくるという関係性があります。

つまり、チャクラを個別ではなく、「トーラスの流れの中で連動して活性化していく」ことで、効率よくすべての能力を開いていくことができるのです。

「地の気」トーラスワークの
チャクラとエネルギーの関係

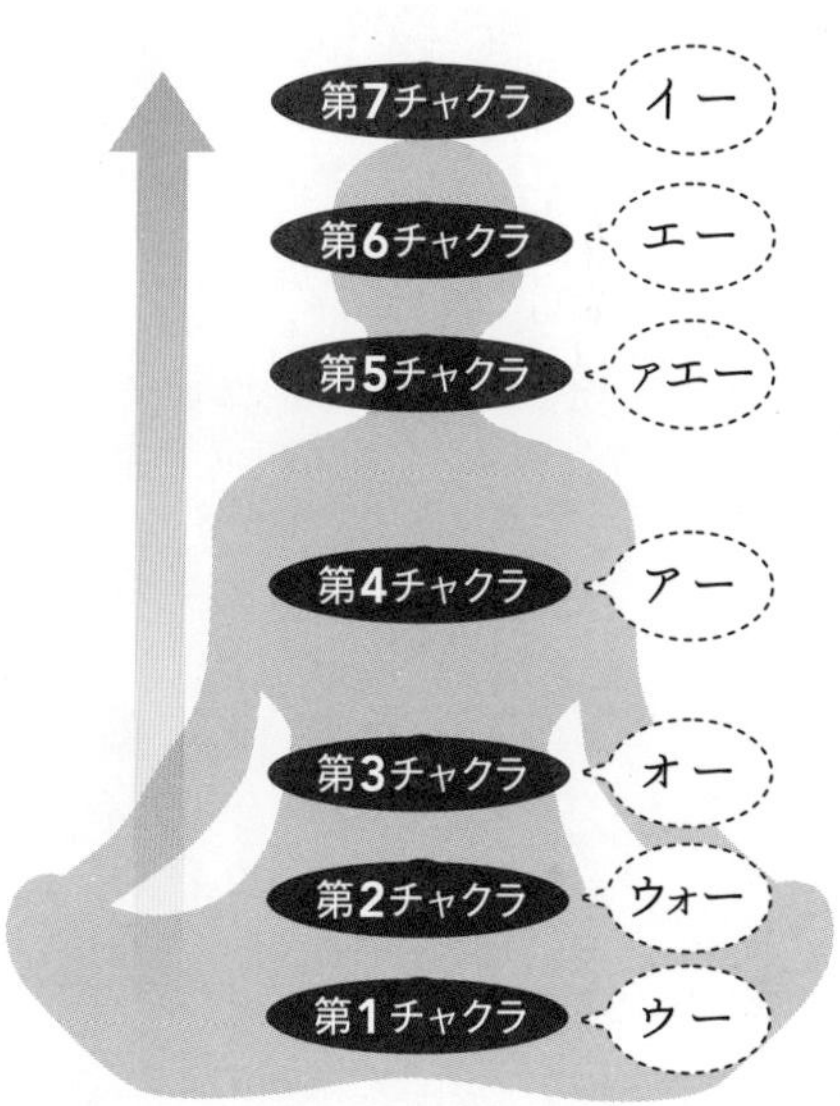

気の生命エネルギーを、下から上へ流す。

「地の気」トーラスワークのやり方

ウ→オ→ア→エ→イ

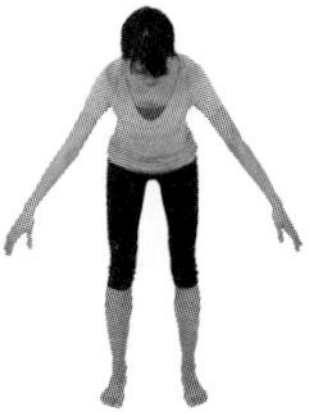

1

軽く両足を開き、両手を体の両脇に下げた状態で立ちます。

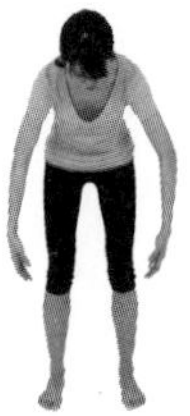

2

少しかがみ、両手で地の気をすくいあげ、足元から頭上へ向けて体の中を上昇させていきます。

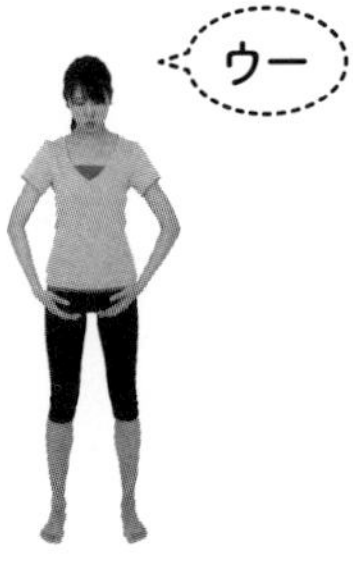

3

会陰のあたりを通るときは「ウー」と発声します。

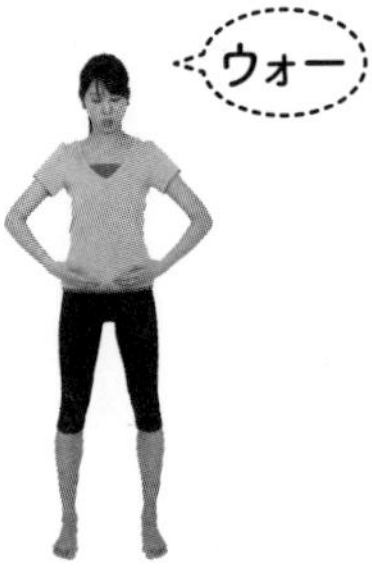

4

下腹部（へそ下）を通るときはウからオ、「ウォ」とつながった発声になります。

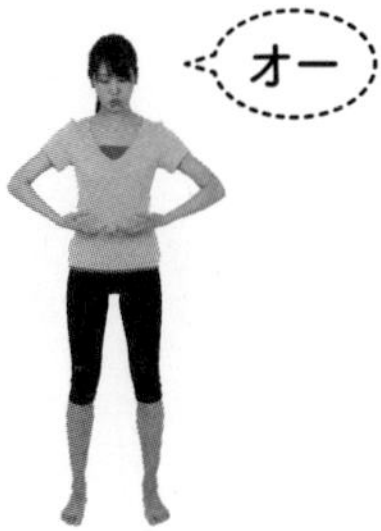

5

お腹の上部分（胃）を通るときは「オー」と発声します。

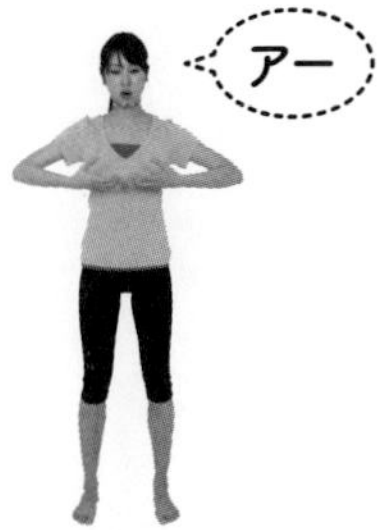

6

胸（心臓）のあたりは「アー」と発声します。

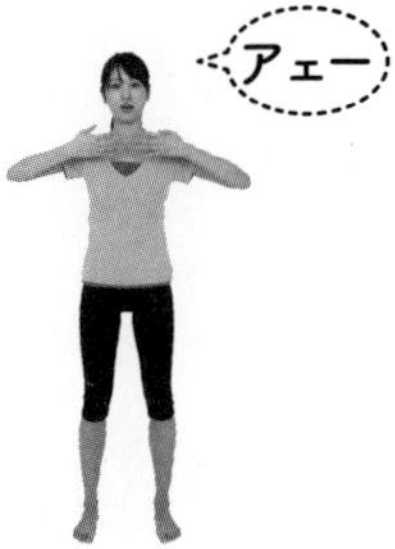

7

のどの前はアからエ、「アェ」とつながった発声になります。

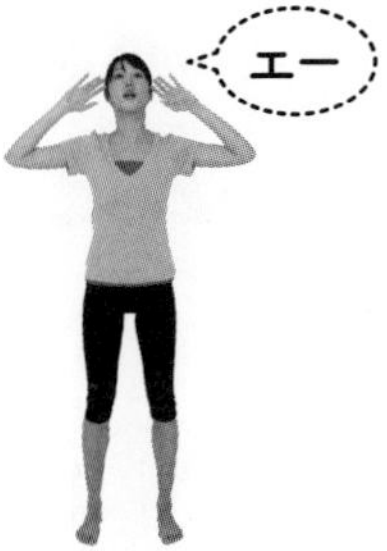

8

顔から眉間のあたりを通るときは「エー」と発声します。

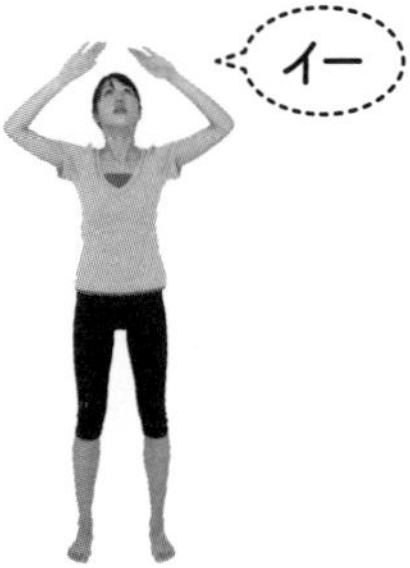

9

頭頂を通るときは「イー」と発声します。

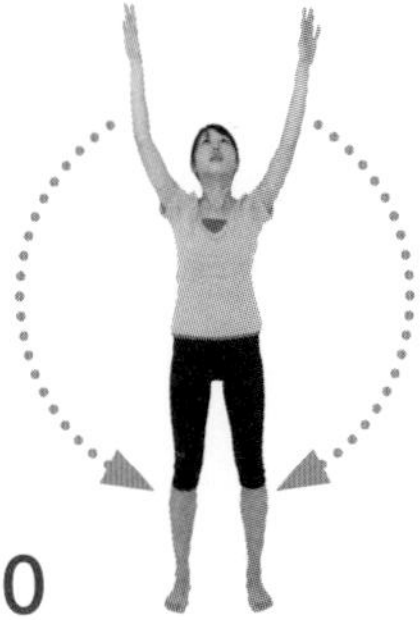

10

ゆっくりと両手を広げて円を描きます。

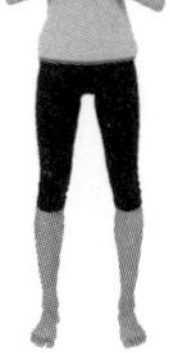

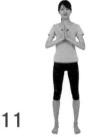

11

①～⑩を、3回繰り返します。最後は胸の前で合掌して終了です。

※声とチャクラ、手の位置関係は、それほど厳密に考える必要はありません。ピンポイントで合わせなくても、トーラスの流れの中でしっかり声を出すことを心がけていればだいじょうぶです。できれば朝晩3回ずつ繰り返しましょう。

『聴くだけで「残り97％の脳」が目覚める法』

＞読者限定無料プレゼント！＜

「全脳活性メソッド」動画講座

出演：全脳活性プロデューサー 山岡尚樹

本書をお読みいただき、ありがとうございました。

本書でご説明したように、脳を上手に使うことができれば、すごいことがつぎつぎ起こります。

ただ、「もっと早く、もっと確実に」願望を実現したいのであれば、**「脳」**だけでなく**「潜在意識」**とあなた本来の**「エネルギー」**を使う必要があります。

その具体的な方法をまとめたのが**「全脳活性メソッド」**です。

読者のみなさんには、特別にこの動画をプレゼントします！

よかったらご視聴ください。

※無料動画はWeb上で公開するもので、DVD等をお送りするものではありません。プレゼントは予告なく終了することもあります。予めご了承ください。

このURLにアクセスするか、QRコードをお読みいただければ、プレゼントを無料で入手できます。

https://un.onlineseminar.co.jp/yamaoka/

編集協力　工藤絵美子
音源協力　株式会社ステラ・ゲートウェイ
本文DTP　宇那木 孝俊
イラスト　毛利みき、Studio CUBE.
写真提供　加藤しのぶ

本書は、マキノ出版より刊行された『「残り97%の脳」が目覚めるCDブック』を、文庫収録にあたり再編集のうえ、改題したものです。

山岡尚樹（やまおか・なおき）
全脳活性プロデューサー。
一九六六年、広島県生まれ。（社）新脳力発見育成協会代表理事。最新の脳科学と古今東西の能力開発法を統合した「全脳活性メソッド」を考案。二五年間で一二万人以上が受講し、集中力・記憶力・創造力の向上をはじめ、人間関係・収入・健康状態の改善など、あらゆる分野で劇的な成果をあげている。
著書に、『聞くだけで脳が目覚めるCDブック』（あさ出版）、『全脳活性で潜在意識を書きかえる』（フォレスト出版）他多数。

知的生きかた文庫

聴《き》くだけで「残《のこ》り97％の脳《のう》」が目覚《めざ》める法《ほう》

著　者　山岡尚樹《やまおかなおき》
発行者　押鐘太陽
発行所　株式会社三笠書房
〒一〇二―〇〇七二　東京都千代田区飯田橋三―三―一
電話〇三―五二二六―五七三四〈営業部〉
　　〇三―五二二六―五七三一〈編集部〉
https://www.mikasashobo.co.jp
印刷　誠宏印刷
製本　若林製本工場

ISBN978-4-8379-8776-5 C0130

知的生きかた文庫

人生うまくいく人の感情リセット術

樺沢紫苑

この1冊で、世の中の「悩みの9割」が解決できる！　大人気の精神科医が教える、心がみるみる前向きになり、一瞬で「気持ち」を変えられる法。

心配事の9割は起こらない

枡野俊明

余計な悩みを抱えないように、他人の価値観に振り回されないように、無駄なものをそぎ落として、限りなくシンプルに生きる――禅が教えてくれる、48のこと。

気にしない練習

名取芳彦

「気にしない人」になるには、ちょっとした練習が必要。仏教的な視点から、うつうつ、イライラ、クヨクヨを〝放念する〟心のトレーニング法を紹介します。

コクヨの結果を出すノート術

コクヨ株式会社

日本で一番ノートを売る会社のメソッド全公開！　アイデア、メモ、議事録、資料づくり……たった1分ですっきりまとまる「結果を出す」ノート100のコツ。

頭のいい説明「すぐできる」コツ

鶴野充茂

「大きな情報→小さな情報の順で説明する」「事実＋意見を基本形にする」など、仕事で確実に迅速に「人を動かす話し方」を多数紹介。ビジネスマン必読の1冊！

C50399

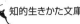